家庭书架 002

走出好身体

ZOU CHU HAO SHENTI

李澍晔 刘燕华 著

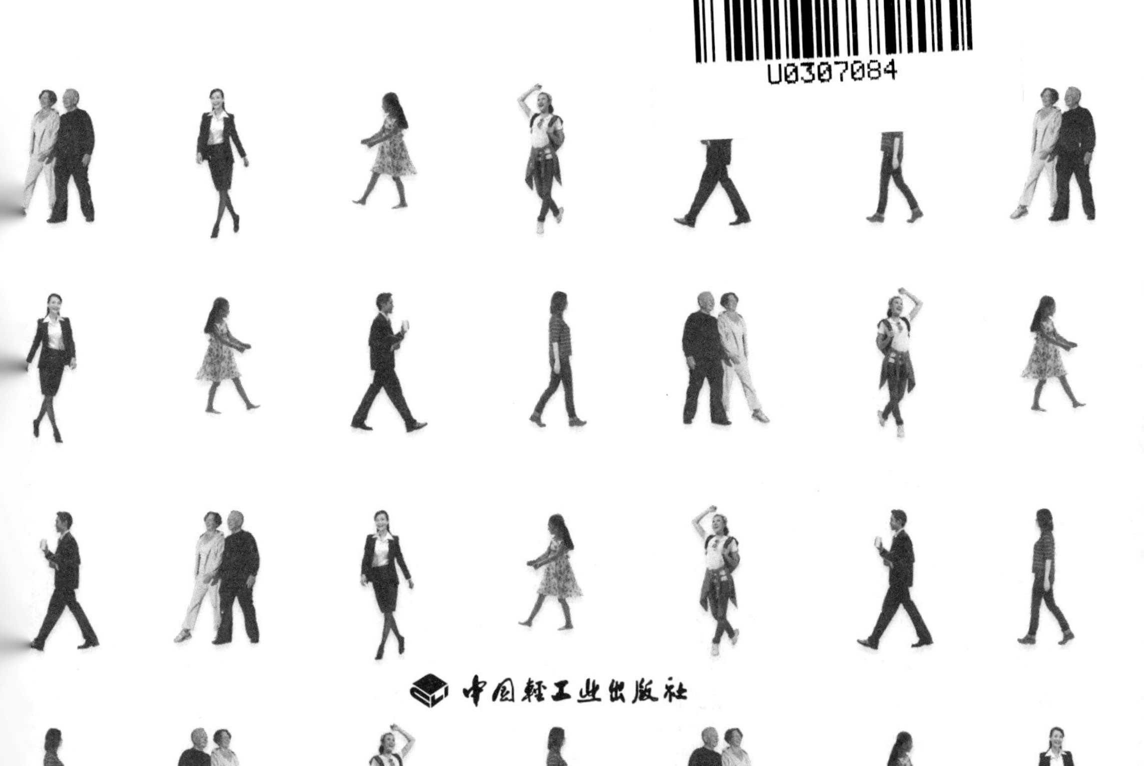

中国轻工业出版社

图书在版编目（CIP）数据

走出好身体 / 李澍晔，刘燕华著. —北京：中国轻工业出版社，2014.9

（家庭书架）

ISBN 978-7-5019-9843-2

Ⅰ. ①走… Ⅱ. ①李… ②刘… Ⅲ. ①步行 – 健身运动 – 基本知识 Ⅳ. ① R161.1

中国版本图书馆 CIP 数据核字（2014）第 176211 号

责任编辑：童树春　孙　昕

策划编辑：童树春　　责任终审：张乃柬　　封面设计：奇文云海

版式设计：锋尚设计　　责任校对：李　靖　　责任监印：吴京一

出版发行：中国轻工业出版社（北京东长安街 6 号，邮编：100740）

印　　刷：北京君升印刷有限公司

经　　销：各地新华书店

版　　次：2014 年 9 月第 1 版第 1 次印刷

开　　本：710 × 1000　1/16　印张：14.5

字　　数：200 千字

书　　号：ISBN 978-7-5019-9843-2　定价：32.80 元

邮购电话：010-51017015　传真：65128352

发行电话：010-85119835　85119793　传真：85113293

网　　址：http://www.chlip.com.cn

Email：club@chlip.com.cn

如发现图书残缺请直接与我社邮购联系调换

131230S2X101ZBW

最好的医生是自己

最好的药物是时间

最好的心情是宁静

最好的运动是步行

洪昭光

2014.2.24

著名心血管专家、原卫生部组织“相约健康社区行”首席健康教育专家洪昭光为本书题词

作者小传

李澍晔

知名科普作家，中国科普作家协会会员，中国心理卫生协会会员，中国青少年通讯社成长教育专家，中国儿童少年基金会阳光计划“爱心专家”。

军人出身，当兵18年，两次荣立三等功，历任坦克特级驾驶员、班长、排长、政治指导员、司令部作战参谋、政治部干事，两次进军事院校学习，对心理学、野外生存学、灾害心理救助、自我保护等领域颇有研究，发表文章2800多篇。

转业后在某机关做文职工作，并致力于把在部队里掌握的相关知识回馈社会，常利用闲暇时间为成年人作走步健康、野外生存知识讲座，为学生和学生家长做安全避险教育，曾多次被中央电视台、中央教育电视台、北京电视台、山东教育电视台、北京广播电台等媒体邀请作为主讲专家或者嘉宾。

出版了多部科普著作，其中，《安全避险，你该怎么办》《急救与保健，你该怎么办》等书在2008年被原新闻出版署评选为向青少年推荐的优秀图书。《野外生存》《智谋取胜》《日常应急》等书获得冰心儿童图书奖。

刘燕华

中国科普作家协会会员，中国心理卫生协会会员，中华护理学会会员。出生于革命军人家庭，14岁参军，为原北京军区某后勤部正团职干部，上校军衔。对家庭急救、战场救护学、医药养生、中老年护理保健等研究较深。

前言

“每天步行一万步”是在1964年东京奥林匹克运动会期间开始被倡导的。有调查显示，乘公交车上下班的人，每天平均走6000步左右；家庭主妇与老年人，外出步行约5000步，在家时只有2000步。一位医学博士提出，人每天所必需的最低运动量为步行一万步。

对于现代人来说，每天步行一万步是有一定困难的，但为了健康，为了良好的生命质量，我们应该坚持每天走至少一万步。有人会问，走一万步得花费我们多长时间啊？如果以每分钟步行150步来计算，我们只要花67分钟就可以走一万步了。所以不要再找借口说自己忙，没时间走步了，只要我们设法寻找步行的机会（如每天上下班走步，不开车、不坐车、不坐电梯等），达到每天走一万步的要求还是不难的。

众所周知，生命在于运动。早在2000多年前，“世界医学之父”希波克拉底就提出：“阳光、空气、水和运动是生命和健康的源泉。”这句名言不仅揭示了运动的重要性，还说明了人与自然和谐统一的重要性。现代医学也证实，适量运动是健康的四大基石之一。

科学运动能使人体内的脏器、血液循环系统、消化系统、内分泌系统得到充分的锻炼；科学运动能使人的大脑得到充分的营养，使神经系统反应灵敏，动作协调；科学运动能使人的骨骼、肌肉、韧带和关节强健有力、灵活自如；科学运动能促进新陈代谢，使人体的各种功能得到充分发挥，保持较高的身体素质，并以乐观的精神面貌对待生活，迎接美好的未来。

日走一万步不是梦，身体健康才是真。什么样的运动最好呢？世界卫生组织明确指出：“最好的运动就是走路。”为什么最好的运动就是走路呢？一是因为走路时身体的运动最顺应人体的生理特性；二是因为走路没有时间限制，没有场地要求，没有太复杂的技术要求，不需要任何投资，一年四季都可以进行，最容易控制强度，安排时间，做到持之以恒；三是走路相对其他运动比较安全。

现在人们都认识到，科学走路能预防疾病，强身健体，延长寿命，使人心情舒畅，增进与大自然的亲和力，提高生命质量。朋友们，为了身体健康，为了提高生命质量，为什么不去走路呢？现在就大胆地迈开你的双脚，走路去吧！健康就在你的脚下，把束缚双脚的枷锁砸开吧，不要再犹豫了！

李澍晔　刘燕华

2014年7月于北京郊区老房子

目 录

contents

第三章　挤出日走一万步的时间

第四章　做好走步健身的准备

第五章　调整日走一万步的心态

第六章　掌握走步的技巧

第七章　导致走步健身无效的问题

第八章　慢性病患者走步心得

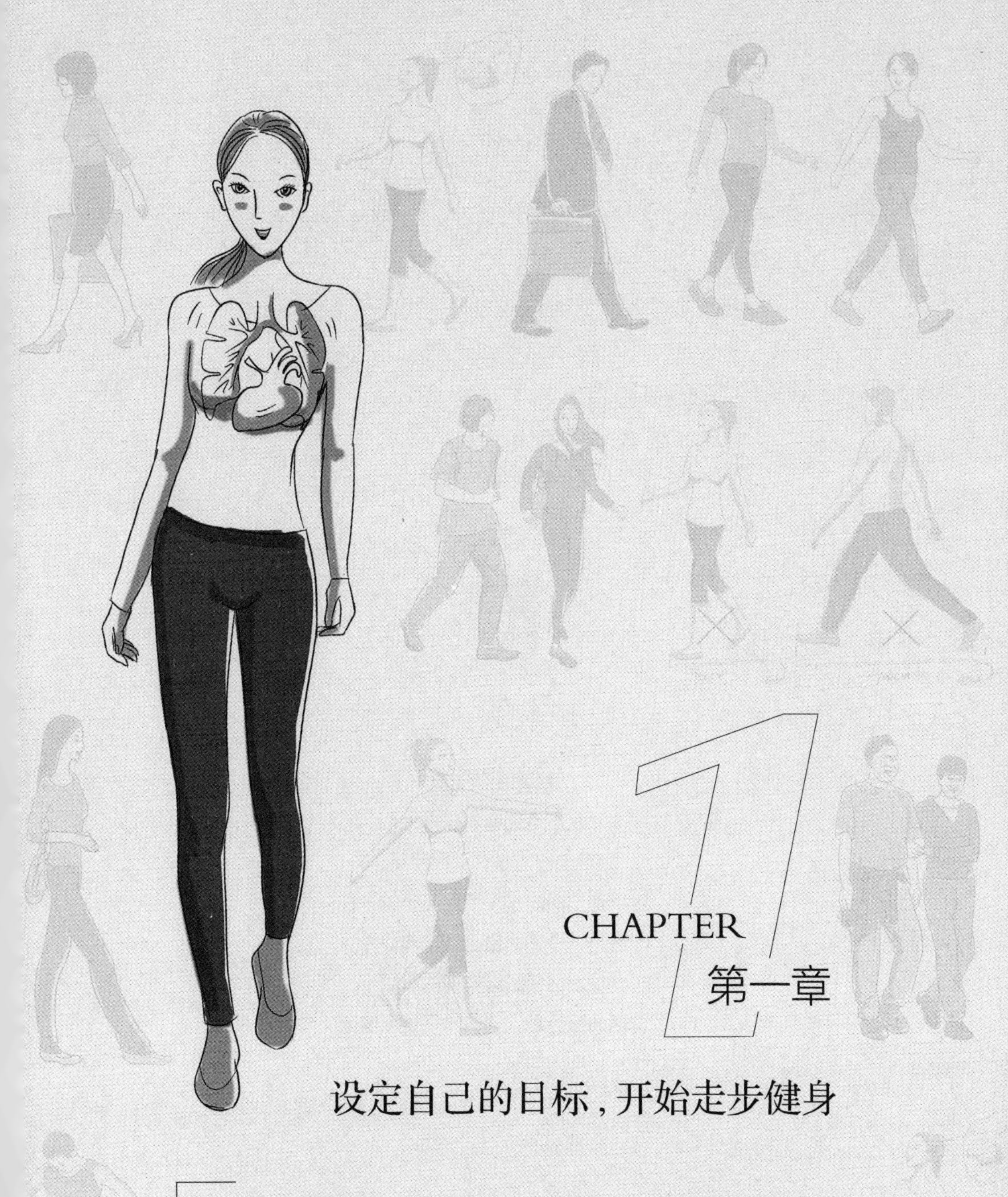

CHAPTER 1

第一章

设定自己的目标，开始走步健身

本章将告诉你，为什么走步被普遍认为是最好的健身运动，如果你也想通过走步健身，我们可协助你设定一个科学的走步健身目标。通过阅读本章，你就会明白日走一万步并不是一个很难完成的任务，按照本章介绍的方法便很容易制定出适合自己的走步健身目标。

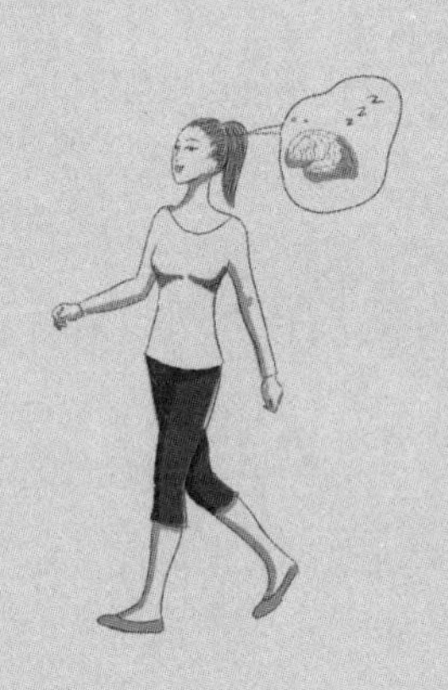

■本章导读

走步运动有哪些好处

日走一万步其实很简单

坚持走步锻炼是个不大不小的工程

设定一个适合自己的走步目标

找出目标难以实现的原因

灵活调整计划，踏着步子走出健康

走步运动
有哪些好处

常言道："饭后百步走，能活九十九。"

目前，人们普遍公认的最好的健身运动就是走步。根据现代人的生活规律，结合自己的身体特点、工作与生活情况，坚持日走一万步，不仅能起到良好的健身作用，增强体质，还能使人精神焕发，防止早衰，预防某些疾病的发生。

一次随机调查发现，有些人舍近求远、舍易求难地去运动健身，却不知道走步是最便捷、最有效的健身方法。

现象一：我很年轻，身体好着呢，才不走步健身呢！疾病离我很远，有时间的话，我还要睡懒觉……

现象二：对于我来说，走和不走都一样，我天天坐在电脑前玩、坐在沙发上看电视、坐在桌子前熬夜打扑克，也没得什么病……

现象三：我开车去网球场打网球也是锻炼啊，运动量更大，简单的走步没有什么意思……

现象四：我找球友租场地去打羽毛球，运动强度大，流汗多，很过瘾，比走步上档次……

……

古代养生者说，生命在于运动，大恙是慢慢找上门的，有一个缓慢而隐蔽的过程，一丝一毫也不能麻痹大意，走步运动能使气血顺畅，邪气不入……

国外一家走步运动研究机构经过多年的深入研究证实，走步健身运动的好处有以下十一条。

其一：安全实用，不用花钱。由于走步不受场地限制，通常可在楼道、公园、运动场、便道、郊区、河边、林地进行，远离机动车，空气新鲜，安全系数较高。由于场地都是公共的，不需要支付任何使用费用。人人能享用，处处能走步。

其二：简单易学，不需大段的时间。现在社会上有很多健身方式与方法，但大多数健身方法学起来很复杂，还需要场地、器材、资金、人员配合及大段的时间，这很不利于普及，也不容易坚持下去。而走路是人们天生就会的，任何时候都离不开走路，所以人们不用刻意去学就会，只要用心，很快就能掌握正确的走步要领，并能达到健身效果，是简便易行的健身运动。

其三：全身运动，均衡协调。实践证明，走步运动能增强心肺功能，使腿脚的血流畅通，有利于保持血管的弹性；使新陈代谢加快；有助于提高人体热量交换的能力，使心、肝、肺、肾、胃、大肠得到充分的滋养，对筋骨的强壮也十分有益。

其四：促进消化，增加食欲。日走一万步消耗体力大，看似两条腿、两只脚在运动，其实是全身运动，尤其是腹部、腰部的运动更为突出。随着髋部运动的节律变化，腹部内的震动很大，肠胃随着外力发生有规律的震荡，增快肠胃蠕动，有助于消化系统功能的提高，对营养吸收很有帮助。由于走步消耗体力，需要能量补充，所以胃口会比较好。

其五：预防便秘，促进排毒。多数患者的便秘都与肠胃功能紊乱、肠蠕动能力弱有关，因此，平时只要以自己能接受的强度坚持走步，就能提高肠道的蠕动能力，排便就会顺畅，体内毒素也能随之排出。同时还能预防痔疮发生。另外，日走一万步消耗体能大，一般会出汗，体内的一些毒素也会随着汗液排出。

其六：改善神经系统，提高反应速度。坚持走步可以放松大脑神经，使脑细胞得到充分的休息和营养，可防止记忆力减退。由于走步运动需要大脑神经不间断地工作，支配全身各个器官协

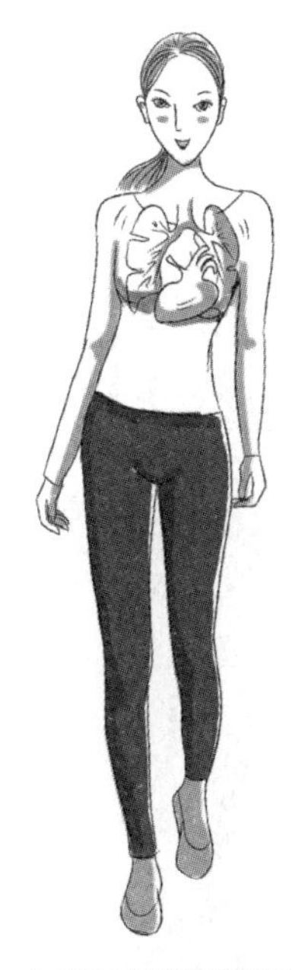

走步时，心肺和其他脏器也得到了锻炼

调工作，所以走步运动能使神经系统反应更加灵敏，让人保持旺盛的精力。

其七：改善睡眠，提高质量。中医认为气血通畅，心肾交融，和谐一致，大脑才能得到充分的休息，人才能进入深度睡眠，从而有良好的睡眠质量。一些人严重失眠，除了器质性病变造成以外，还与紧张、焦虑、长时间坐卧、食欲不佳、运动量不够有关系；一些人虽然睡着了，可是噩梦不断，头脑昏沉，根本谈不上有好的睡眠质量，睡了也等于没睡。而走步健身运动正是改善这些问题的最可靠、最简单的手段。

其八：使人心情愉快，体验大自然的美。当一身轻松，穿上宽松的运动装，快速行走在宁静的大路上，看到蓝天、白云、鸟

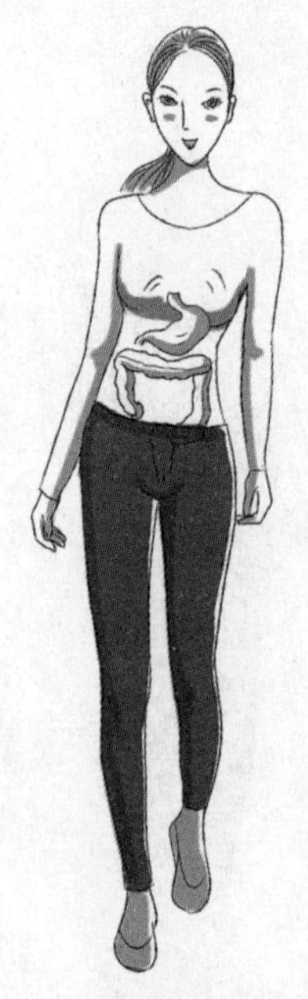

走步时，胃肠道也在兴奋地运动

儿、昆虫、高山、流水和鲜花、绿草时，仿佛把自己融入大自然，使人心旷神怡，紧张与焦虑的情绪也能得到一定程度的缓解。

其九：改善人际关系，增强亲情、友情和人情厚重感。现在人们因忙于工作，在一起交流的时间越来越少，容易出现疏远感情，甚至对彼此产生猜疑和误会。而与家人、朋友、同事甚至陌生人一起走步健身，这期间的不断交流，能消除很多误会，增加人与人之间的了解，加强信任。

其十：保持标准体重，预防肥胖。如果你自觉地以一定强度坚持每日走步运动，就能消耗掉大量的体内热量，加速体内多余脂肪的消耗，就不会出现脂肪堆积现象，体形自然就显得匀称、优美。

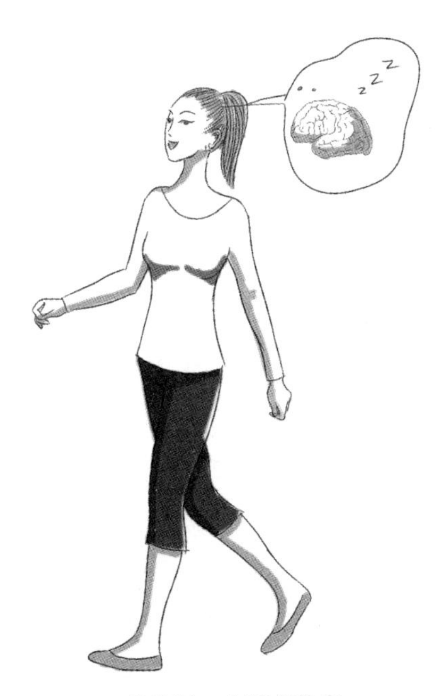

走步时，大脑在休息

其十一：增强骨质，预防骨质疏松。坚持户外走步运动，有助于骨质沉积，增强骨质，对预防骨质疏松有一定的效果。

实践证明，走步既能健身，又能养神，还能锻炼人的意志力，增进人与大自然的亲和力。

朋友们，为了自己与家人能够健康、长寿，为了提高生命质量，为了快乐的活着，现在为什么不去走步呢？大胆地迈开自己的双脚，勇敢地走好每一天的一万步吧。健康就在脚下！

走步健身小提示

健康与快乐就在你的脚下，不要再束缚你的双脚了，敢于迈出一万步的第一步，健康与快乐就会很快来到你面前。

日走一万步
其实很简单

走步的好处大家都知道了，但是无论走步多么好，如果不敢于走出去，实现不了走步运动的目标，健身效果也几乎等于零。

有人一提起日走一万步，觉得很遥远，认为特别难实现，感到压力很大，缩手缩脚，摇头说走不了，总以工作忙、身体有病、需要赚钱、家务事多为借口。其实，这是自欺欺人，是对自己的生命健康不负责任。

现实生活中，少数人总以各种借口推脱走步健身，无形中使身体健康受到严重损害。这难道不值得人们深思吗?

现象一：身体亚健康了，医生建议每天走一万步，本来已经决定走了，却赶上公司需要加班，只好放弃走步，加班赚钱了……

现象二：准备外出走步，一出门，感觉外面很冷，便立刻返回家中，坐在沙发上看电视，心里想还是看电视舒服……

现象三：刚出门走了几步，手机铃声响了，是朋友打来说打麻将“三缺一”，便放弃走步，坐到麻将桌前玩到半夜，身体垮了，十分后悔……

现象四：连续几天走了一万步，感觉很累，脚疼、腿疼，疲惫不堪，躺在床上想：再也不想走一万步了……

……

哲学家说：“世上无难事，只需勇气和毅力。”

医学家说：“因缺乏运动而失去健康的人，才知道天天运动健身的重要性。”

其实，日走一万步一点也不难，简单、方便，人人适宜，随时随地可以进行，关键要记住六个字——“落实”、“坚持”与“付出”。

为什么有人认为日走一万步很难呢？关键是没有落实与坚持，更没有真正意义上的付出。

日走一万步需要毅力和勇气，也需要牺牲一点时间与其他事情，更需要克服惰性和畏难心理，无条件地付出，咬着牙坚持21天后，就会形成每天走步的好习惯。如果哪天不去走一万步，反而会觉得不舒服呢。那么，如何在心里克服这个“难”字呢？

其一：思想上重视，将走步视为同吃饭、睡觉一样重要的事。因为一些人觉得自己年轻、身体好，没有什么疾病，所以忽视了走步健身，一旦生了病，才知道运动的重要性。聪明人应有“防病”意识，提前预防最重要。如果你在思想上重视预防疾病的话，就应该把走步看成与吃饭、睡觉同等重要，常年坚持下去，效果才显著。

其二：科学选择走步方式，零存整取，分阶段实现目标。如果从走步的效果上来说，提倡一次性连续走完一万步。但是单从运动与消耗体内热量的角度来说，日走一万步不一定连续走完，根据各自的生活方式、工作情况、时间划分而定，分段、分时完成也完全可以。

其三：克服畏难心理。走步虽然不需要专门的场地，不需要大段时间，不需要特殊的技术训练，不需要花钱，但是要日久天长地坚持下去，也是一个巨大的挑战。因为当你选择了以走步方式进行运动时，它就不是懒散的走步了，需要一定的速度和强度，需要你付出一定的体力，开始时会腰酸腿痛，有时会面对突然变化的天气，有时会遇到各种突发情况，有时要放弃看电视剧的乐趣，有时要放弃一些不必要的应酬，这就需要克服畏难心理，科学地安排时间，抓住生命的本质。一位医学大家说得好，聪明的人注重生命的本质，愚蠢的人注重生命的外表，二者的生命质量最终会有本质的差异。

其四：克服贪财心理。走步的根本目的是健身，是增强体质，是提高机体免疫力。走步不是别人的事，是自己的事，这比获得很多的金钱更重要。有些人很爱财，只善于算经济账，却不善于算身体的健康账，严重透支身体，拼命赚钱，忽视了生命的本质——健康。殊不知，健康一旦失去了，用金钱是无法换回来的。

一些忽视生命健康的人在赚钱时，几天几夜不睡觉都不疲倦，花数百元、数千元，甚至数万元吃一顿饭都很舍得，可是对于每天简单地走一万步却不愿意付出体力和时间，十分懒惰，躺在床上睡懒觉，不愿意早起来1分钟去外面走步运动。这样做的结果是什么呢？一定是身体垮掉，人去财空，给亲人留下痛苦。

一位哲学家说：“钱是永远也赚不完的，而身体健康才是永远要追求的。”

其实，如果在走步运动的问题上害怕了、后退了、贪财了、懒惰了、放弃了，就等于忽视了生命的存在，这样的人还能干什么大事呢？

走步健身小提示

走步运动是轻松的事，要以积极的心态去面对，只要勇敢、有毅力，认识到健康是第一重要的事，再难也要持之以恒地走好步。

坚持走步锻炼是个不大不小的工程

每天走一万步说简单也简单，说复杂也复杂，因为这是个系统工程，需要在各个方面付出与准备，对人的意志品质、体力都是很严峻的考验，如果不从系统的角度考虑走步的问题，最终会出现“口头走步，双腿不动；甚至走了一万步，却损害了身体健康”的恶果。身体垮了，还谈什么呢？

现在有一群令人担忧的人，其中一些人情绪忽冷忽热，高兴时不管不顾走一万步，不高兴时躺着睡大觉，一步都不走，这样不但没有达到健身效果，反而伤害了身体。在他们之中，还有以下这些现象。

现象一：有的人穿着高跟鞋抬腿就走，一万步走下来，关节疼痛，腰酸背痛，难受得要命……

现象二：有的人饿着肚子走步运动，途中因体力透支，发生了意外……

现象三：有的人刚与别人吵完架，生着气，就出门走一万步，便出现了胸闷、气短、脸色苍白、晕厥……

现象四：有的人雾天、沙尘天也急着去走步运动，导致呼吸道受到损害……

……

曾有养生者说，走步亦需安稳、平静、无牵挂、灵便、通达、力气充盈，方能气顺、神定，固正除邪……

确实如此，走步好处多多，但它是一个系统工程，因为人不是独立的个体，需要工作、学习、生活。走步不是生活的全部，而是生活的一部分，其根本目的是让身体更健康、生活质量更高、心情更愉悦。那么，如何把走步这个系统工程完成好呢?

其一：要有计划性。走一万步需要一定长度的时间，短则1小时，多则2小时，对于有工作、有家庭、有孩子需要养育、有老人需要照看的人来说也是一件很不容易的事，这就需要人们科学地计划，根据当日的工作、学习、生活、家务、身体、气候、心情等情况，把24小时分解，符合实际地制订集中走步的计划，或者累计走步的计划，有了“计划”意识，逐渐就能找到适合自己走步的规律，一生受益。

其二：执行是关键。俗话说：“千里之行始于足下。”要使走步的系统正常地运转，在日走一万步的计划制订好后，就要有严格的执行力，力争把每一步都落实好，每一天的任务都完成好，一天一天累计起来，就能坚持长久了。

其三：要关注局部问题。系统是由各个局部组成的，为了保证走步这个大系统顺利地运转，一定要关注局部问题，如吃饭适量、喝水适量、睡眠质量良好、心情舒畅、身体无大碍、环境安全、温度适宜、心中无牵挂、服装与鞋子穿得合适等。带着沉重心情走一万步对身体伤害很大，雾霾中、沙尘中长时间走步等于慢性自杀。所以，在迈腿走步前，要分析各种情况，如果不利于身体健康，要先认真解决好，再迈开腿走步也不迟。

走步健身小提示

走步健身涉及的事很多，不是只迈开腿走了一万步就万事大吉了，必须要有系统意识、整体意识，才能达到最佳的健身效果。

设定一个适合自己的走步目标

对于工作、生活有规律，且身心健康的正常人来说，每日集中时间连续走完一万步是最理想的运动方式。但对于工作忙，时间紧张，其他客观条件不允许的人来说，日走一万步并不等于每天必须连续走到一万步；对于特殊群体的人来说，因受家务事拖累，无法在户外走完一万步，在家劳动、做健身操、广播体操、八段锦、五禽戏等也有一定的运动量，也能消耗体内热量。

由于人与人之间的个体差异很大，有的人体力好，每日走一万步的运动量也不够；有的人体力较差，日走五千步都受不了，所以不能强求实现目标。日走一万步只是一个概念，一定要根据自己的身体情况确定走步目标。

走一万步不是机械地走，也不是要求非要完成这个数字，只要适合自己的走步目标便是最好的，也是科学的，这一点是必须要重视的，否则会损害身体健康，或达不到健康目的。例如，应注意避免以下这些不正确的现象。

现象一：有人体力好，连续走了一万步，走了跟没走一样，很明显目标不适合自己，可以增加步数，从而加大强度。

现象二：有人体力差，连续走了一千步，累得心跳增快，呼吸困难，腿脚发软，眼睛冒金星，说明目标也不适合自己，可以适当减少步数，从而降低强度。

现象三：有人平时家务事多，工作劳累，做这些事已经消耗了很多体力，硬是坚持走完一万步，累得无法入睡，或第2天无法保证充足的精力工作，说明目标不适合。

现象四：有人与家人结伴走一万步，家人步速慢，为了配合家人一起走，也只好放慢步速，结果家人有效果了，自己效果不明显。

……

现在提倡户外运动，提倡在力所能及的前提下坚持日走一万步，要根据身体情况，设定好适合自己的走步目标，才是最科学的。那么，如何确定目标是否真正适合自己呢？

其一：监测走步结束后的心跳次数。我国一位著名的保健专家说，对于没有任何疾病的成年人来说，达到合适的运动量时，心脏跳动次数加年龄等于170。比如年龄是50岁，运动时，心跳要达到每分钟120次，这样的运动量就达到了中等运动量，也是比较合适的运动量。最好提前准备一个心率测量仪，随时监测、随时掌握，做到心中有数。

其二：监测运动后的呼吸频率。国外一家走步健身研究机构认为，走步结束后的呼吸频率是检验走步运动效果的最简单的方法。身体健康的成年人，轻度运动后，每分钟呼吸20次左右；中度运动后，每分钟呼吸26次左右；高强度运动后，每分钟呼吸30

次以上。所以，为了达到最理想的效果，连续走一万步结束后的呼吸频率应该保持在每分钟26次左右。

其三：观察自身情况变化。如果连续走完一万步后感到很疲劳，无法集中精力学习，肌肉酸疼，关节疼痛，食欲不好，睡眠质量差，烦躁不安，并且这些症状3天后还没有完全改善，说明走步目标定高了，应该适当降低强度，减少走步时间或步数。如果走步过程中，感到呼吸困难、前胸发闷、心跳过快（心率超过每分钟180次）、恶心、呕吐、头晕、面色苍白、嘴唇发紫、出虚汗、全身颤抖，说明强度过大了，应该适当减少走步时间，降低

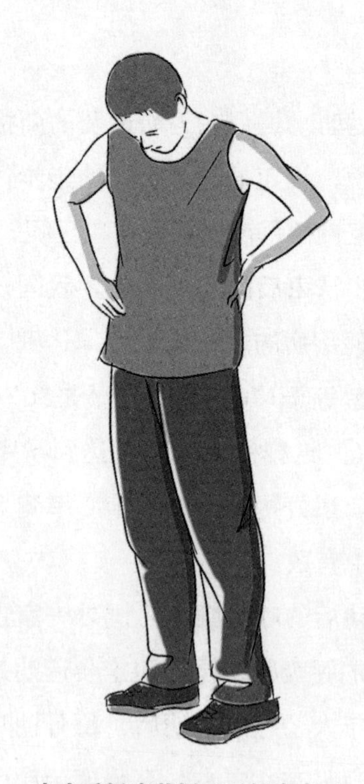

走步后很疲劳提示目标定高了

强度。如果连续走完一万步后，身体没有一点感觉上的变化，说明目标定低了，要适当加大强度。

走步健身小提示

日走一万步的目标是对于一般人提出来的，不是一成不变的，应根据自己的身体情况，制定适合自己的速度和距离，以保证效果。

找出目标难以实现的原因

如果把走步当成主动而快乐的事，把目标结果定得合理，不仅没有什么困难，而且还容易坚持下去；如果把走步当成被动而痛苦的事，有急功近利的目的，不仅困难很多，而且容易半途而废。

国外有一位身体健康、精神矍铄的老者，他天天坚持快乐地连续走完一万步。体检时，他的各项指标均正常，平日里睡得好，吃得香，精力旺盛。他多次说出坚持走步的秘密——主动而快乐地走步，不是被人逼迫走步，重视结果，有进步就好，有改善就好，树立信心，不被琐碎事干扰。其实，困难完全是由于走步者对待走步的心态决定的，常被目标结果的难易程度而左右的。

我们身边的很多人一提起日走一万步觉得困难很多，没有信心完成，殊不知这是自欺欺人，给不运动、不锻炼找了个借口。一旦身体健康亮了“红灯”，就后悔不已，这些现象很值得人们深思。

现象一：我工作忙得四脚朝天，哪儿有时间走一万步……

现象二：我要接送孩子，给孩子做饭，顾不上走步……

现象三：连续走了几天，但失眠并没有得到改善，就不走了……

现象四：坚持走了半个月，痔疮没有好，身体还是这么胖，就不走了……

……

曾有哲学家说，对于总是强调客观原因的人和没有毅力的人来说，困难无处不在、无事不困；对于乐观而积极的人来说，什么都不是问题……

其实，机械地走步并不难，关键是目标结果的难以实现，因为每个人设定的走步的目标不一样，情况也完全不一样，遇到的困难更不一样。那么，走步目标难以实现的原因是什么呢？

其一：设定的目标不合适。每个人决定走步运动以后，肯定有一个大体的目标，如增强体质、改善消化不良、预防痔疮、预防“三高”、预防肥胖、预防骨质疏松、预防思维僵化、缓解焦虑、提高肢体灵活性、缓解颈椎疼痛、预防血栓，等等。然而，走步只是一种健身运动，是帮助恢复健康的辅助手段，并不是灵丹妙药，如果把走步的目标定高了，超过了本身的功效，肯定会感到失望。

其二：不善于变化走步方式。有的人很机械，下决心坚持日走一万步，可是总是以同样的速度、姿势去走，健身效果很可能会不尽如人意。

其三：急于求成。有的人走步的目标不切实际，急功近利，如快速减肥、快速缓解失眠、快速治疗痔疮、快速缓解颈椎疼等。

可是高强度地走了几天后，非但没有达到预期效果，反而加重了病情。

走步健身小提示

走步的结果目标要合理，不要期望过高，要用平常心对待走步的结果，只要坚持下去，效果就逐渐显现出来，困难也会在不知不觉中克服了。

灵活调整计划，踏着步子走出健康

走步是人为设定的运动项目，时间、强度、预期的目标结果完全可以根据自己的情况随时调整，千万不要千篇一律，机械地去完成，以免影响运动效果。

有的人在走步的过程中，做得很灵活，善于因时、因地、因情、因环境而变化，不仅完成日走一万步的设定计划，而且走得从容、淡定、有成就感，这样更加坚定了坚持走步的信心。

有的人很古板，固执己见，明知道，或者已经感觉到了长时间的走步与工作、学习、生活、身体健康有冲突，还是不做调整，结果把自己搞得很狼狈。

以下这些现象便是不会灵活调整走步计划的例子。

现象一：刚准备出门走步健身，老家来亲人了，只好暂时放弃走步，亲人走后，也没激情继续走步了……

现象二：周末准备外出走一万步健身，电话铃响了，接到同学聚会邀请，只好放弃走步，聚会结束后也不继续走步了……

现象三：在走步途中，手机铃声响了，单位有事，回单位去加班，走步被迫中断，加班后也不走了……

现象四：周日早上6点闹钟铃声响了，几次起床准备外出走步，因为贪睡不想起床，上午10点才起来，快吃午饭了，一步都走不成了……

……

因为很多人没有高度重视走步，没有把走步看成与睡觉、吃饭、喝水一样重要，所以随意侵占走步的时间，甚至认为是可有可无的事，最终自己放弃了走步运动，又没有其他运动代替，健康状况便每况愈下。那么，如何根据自己的实际情况，随时调整走步的过程与形式呢?

其一：预先分配好时间，确定被其他事务干扰较少的时间段，尽量不轻易调整计划，以免干扰健康运动的生物钟。虽然都是走步，但是从健身效果来说大力提倡固定时间、固定地点、固定环境连续走完一万步，而不是间断、累计、随意走完步，更不是以其他形式（家务活、看孩子、工作等）代替走步运动，因为真正连续、用心、快乐地走完一万步的感觉是妙不可言的，是别的方式与方法无法替代的。所以，为了保证每天都能连续把一万步走完，最好把走步的时间相对固定下来，把24小时全部分解开，睡觉、工作、学习、照顾孩子、吃饭、赡养老人、休息、娱乐等，最后确定一个干扰较少有助于连续走完一万步的时间段，形成走步的生物钟，对身体健康十分有益。

其二：情况变化时要及时调整，而后迅速补救，不能随意中断。既然决定每日走步健身了，就不要轻易改变。如果是情况临时有变化，可以随着调整，但是必须要利用其他时间把当日尚未走完的步数补齐；如果是长期调整，应根据身体、工作、生活、学习等情况重新制订一个新计划。新计划应围绕适合自己走步的方式（时间、强度、效果）调整好，无论怎么改变、调整，一定要对身体健康有促进作用。

其三：认真统计走步效果，逐渐微调计划。每天坚持走步有强身健体的功效，但是如果走得不正确、不到位、不合适，健身效果也会不明显，甚至可能会出现相反的结果。为了避免不良结果的发生，可以根据睡眠情况、饮食情况、精神状态、疾病症状的缓解情况，逐渐对照微调走步的速度、步幅、频率及方式，直到找到最适合自己的方法与规律。

走步健身小提示

灵活调整是完成走步目标的保证，是最能合理利用时间的手段，所以要善于调整，主动调整，科学调整。

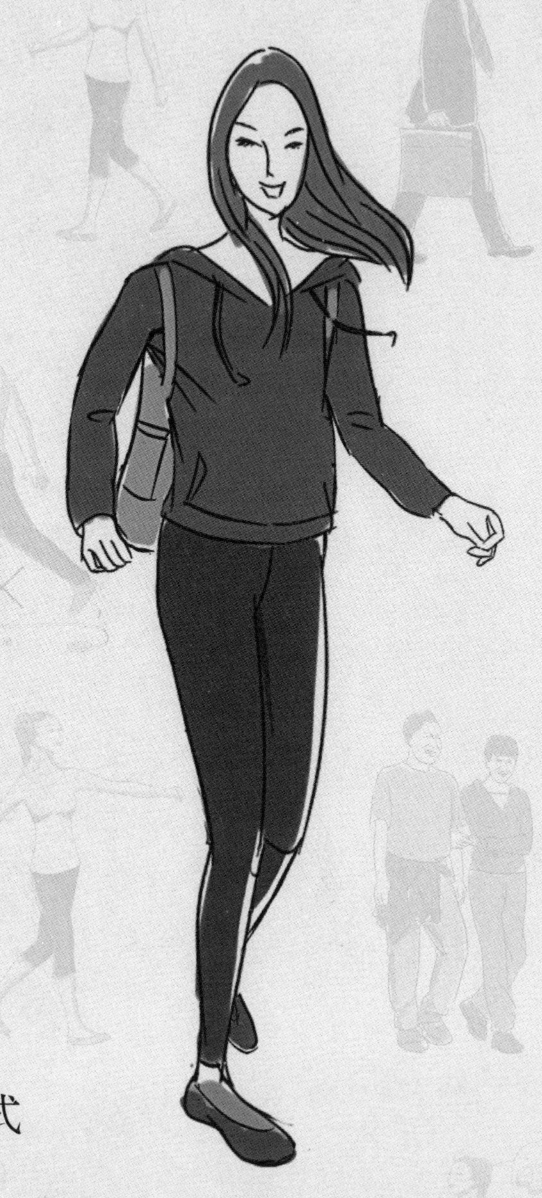

CHAPTER

第二章

各具特点的走步方式

你能想到的走步方式有哪些？是否在苦恼找不到目标一致的走步伙伴？本章中我们为你总结出9种不同的走步方式。通过阅读，你便会知道它们有什么区别，以便选择出你最喜欢的走步方式。

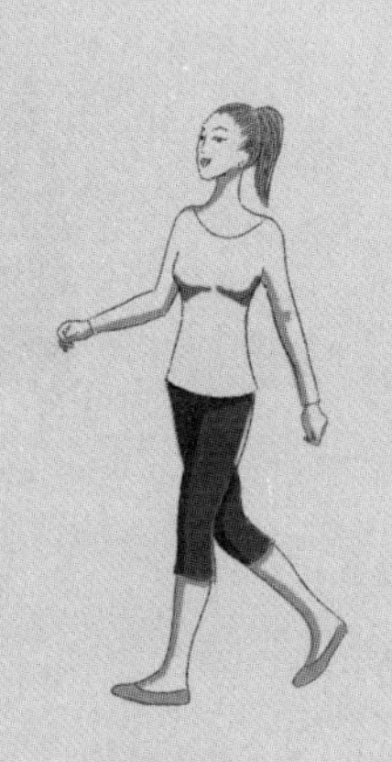

■本章导读

独自走

夫妻走

全家走

同事走

群体走

上班走

下班走

饭后走

郊区走

独自走

古代长寿者认为，日独行万步，气血通达周身，筋骨坚韧，五脏融合，邪气不侵，无疾百岁乃去……

现代人工作忙，生活压力大，环境、饮食不安全因素增多，不论是年龄大的人还是年龄小的人，如果平时不注意运动健身，忽视了健康问题，身体就会“亮红灯”，最后吃亏的还是自己。

如果能坚持每天独自走一万步，不仅能提高身体免疫力，预防某些疾病的发生，增强体质，还能磨炼人的意志，提高工作效率、改善生活方式，使生命质量保持在较高的水平上。

独自日走一万步是最简单、最灵活、最自由、最轻松的方式之一，不需要别人配合，也不会配合别人，随心所欲，想什么时候走就什么时候走，想走多快就多快，想去什么场地走就去什么场地走，是最容易执行的方式，也是多数人最喜欢的方式。

平时观察走步人群，独自走步者居多，每个人身上存在的问题也很多，希望人们对照思考，找出不足，及时改进。

现象一：独自走步时，手机铃声响了，便边走边接电话，电话说完了，走步的时间也不够了……

现象二：独自走步时，要么吃东西，要么喝水，甚至唱歌，分散了走步的精力……

现象三：独自走步时，“便意”来了，只好中途退出，进了卫生间……

现象四：独自走步时，感觉双脚没有力量，无精打采……

古代医学家认为，步行者，神不宜散，气不宜散，心不宜重，骨不宜软……

事实上，每天独自走步容易感到寂寞和孤独，不容易兴奋，时间久了会放松意识，甚至间断计划。

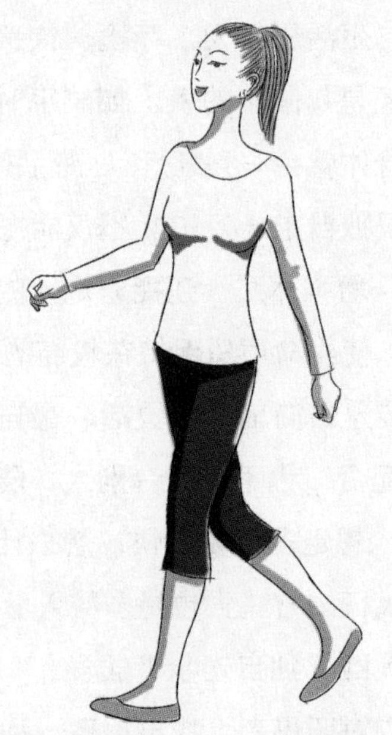

独自走是最轻松、自由的方式之一

独自走步在提高机体代谢率、缓和神经肌紧张、安眠、防治神经官能症、抑郁情绪等方面具有独特作用，特别是在走步过程中，适时观察周围的事物，把感情融入进去，不仅能使人的思维活跃，精神饱满，更能达到意想不到的效果。

独自走步能使身心都得到锻炼，千万不要为了完成一定的走步目标而被迫去走步，而是应该为了健康与快乐积极地去走步。实践证明，同样是独自走步，如果机械地走，健身效果并不是最理想的；而边走边观察，把感情融入进去，在轻松的状态下走完一万步，才能真正享受到走步的快乐，健身效果才是最理想的。那么，独自走步应该注意什么呢?

其一：放松心态。要明白一个道理，独自走步就是为了轻松、健康、自然，所以走步前应把脑子里的杂念尽量丢掉。否则，装着杂念走步，不但心情沉重，走起来没有精气神，还会影响气血的运转，危害身体健康。

其二：减轻负重。准备走步时，身上最好不要什么都带，负重过多，会影响走步的姿势、速度与节奏，健身效果不会很好。轻装上阵，才能轻松、快乐地走好一万步。

其三：适时观察人、物、事。户外独自走步时，会看到很多人、物、事，通过观察不同的人，能感悟丰富多彩的人生。通过观察日月星辰、鲜花、草木、动物等，可以使人心胸宽广，更加珍惜宝贵的生命。通过观察发生的事，会感悟到爱无处不在、生命的脆弱与短暂，等等。观察是获得知识最直接的途径，更是感悟生活最好的方法。在独自走步的过程中，只有睁大眼睛，不断地观察，不断地感悟，才能使自己更加充实，去掉浮躁，更加平和地对待一切。

其四：安全第一。户外独自走步时，由于时间长，地域广阔，可能遇到各种突发情况，要注意交通安全、人身安全，提前写好安全联系卡带在身上，提前选择好走步区域，并告知家人在什么地方走步，方便家人找到自己。

走步健身小提示

在独自走步的过程中，一定要集中精力，不要冒险、逞能，也不要放纵、懒散。

夫妻走

畅销书《幸福婚姻密码》里有一个观点：夫妻每天按时一同走步健身，会增加婚姻的幸福感，两人之间的信任度比一般夫妻的要高两倍。

由于爱情的力量，每次共同走完一万步以后，能使夫妻二人精神饱满，心态平和，对生活充满了信心。

由于夫妻二人在一起走步，能互相帮助，互相监督，互相纠正姿势，安全也有一定保障，避免意外发生，有利于持久地坚持走下去。

夫妻共同走步需要保持舒畅的心情，这一点是最重要的。在走步的人群中，仔细观察夫妻同走的全过程，会发现很多不正确的现象，这样对身体健康很不利，值得人们警醒。

现象一：夫妻一同走步时，因为一些琐事吵起架来，步子乱了，呼吸乱了，情绪也乱了……

现象二：夫妻一同走步时，一会儿吃东西，一会儿嬉戏，一会儿喝水，一会儿搂肩搭背，精力集中不起来……

现象三：夫妻一同走步时，形同陌生人，彼此拉开几十米的距离，没有互动，甚至走完后也不说话，更没有相互鼓励……

……

现代心理学认为，夫妻一同走步，增进感情，心情舒畅，利于气血运行……

夫妻一同走步的目的是预防疾病、增强体质，实现健康长寿，需要按照走步健身运动的基本原则，共同制定一个可执行的约定，才能保证走步健身的效果。如果不预先约定好，随意性大，可能会损害身体。那么，在夫妻一同走步时，应该注意什么呢？

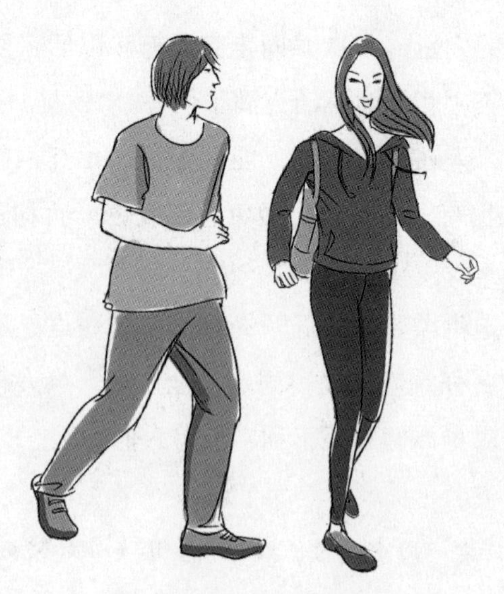

夫妻走可以互相监督、纠正姿势

其一：途中不说话。走步途中不宜说话，这一点很重要。真正走起步来的速度很快，基本保持在100步/分钟～150步/分钟。此时，人体对氧气消耗量增大，心肺负担突然增大，说话不仅会分神，还会干扰呼吸，减少氧气吸入量，这更加重了心、肺负担，使大脑更容易缺氧，还会使肺、喉咙、气管受到伤害，甚至影响血液的质量。因此夫妻一同走步途中，最好不说话。

其二：明确说话的时间。夫妻同走过程中不说话是正确的，但是不等于走前、走后不能说话。一般情况下，可以把走步运动分成三个阶段，第一阶段为散步阶段，主要是热身；第二阶段为快步走阶段，主要是健身；第三阶段为整理恢复阶段，主要是调整身体，恢复自然状态。由于散步阶段与整理恢复阶段步速慢，所以比较适合夫妻说话交流。

其三：说话的内容很重要。夫妻一同走步，心情舒畅，轻松自然最重要，说话时也要抓住这个最关键问题，什么话让人快乐说什么，甚至可以借机说些平时不好开口的浪漫的、温馨的、甜蜜的爱情语言。多说轻松的话，多说有利于家庭和睦的话，这样才能使夫妻双方感到轻松、自然、愉悦，对身体健康大有裨益。在这个时间里，一定不能说爱人的毛病和问题，也不能说伤感情的事。夫妻交换意见可以，但不是在这个时候，必要的话，可以专门找走步以外的时间交换意见，走步健身时说不愉快的话，不仅伤害感情，还影响健身效果。

其四：说话时机与语气有学问。夫妻能每天一同走步是件一举多得的事，在走步过程中千万要管住“嘴”，不要因为“破嘴”把走步的心情与气氛破坏了，应细心观察爱人的情况，根据爱人的心情、接受能力、情绪反应，有选择地说话，把握住最合适的时机说话。说话的语气平和，以商量的口气说，不能像审问犯人似的说话，以免得到爱人不良的反击，导致夫妻二人不欢而散。

其五：看天气说话。夫妻一同走步时，如果天气条件欠佳，最好不说话，避免寒气、毒气进入人体，危害健康。

走步健身小提示

夫妻每日一同走步不仅是爱情的催化剂，更是简单、实用的健身良方，应大力推广，自觉地坚持下去。

全家走

古人说：“居家户外千步走，神仙也来凑热闹……”

如果条件都允许，全家人能共同走步乃是天大的福事、幸事，裨益简直无法用语言形容。

全家人一起走，特别是三四代人一起走时，一来能增加家庭亲和力，使老人不孤独，享受天伦之乐；二来能增加孩子对大自然的爱与认知，使孩子不拘束，喜欢大自然中的事物；三来能互相鼓励，互相激励，互相监督，互相保护，互相纠正错误，全家人在健身运动的问题上谁也不庇护谁，这才是最好的关心与爱护。

生活中，细心观察全家人共同走步的过程，会发现有些问题很严重，什么现象都有，没有一点章法，需要引起重视。

现象一：全家人共同走步途中，不顾忌道路情况，随意占用宽阔的道路，影响别人走步……

现象二：全家人共同走步途中，吃喝现象突出，边走边吃边喝，严重影响了走步效果……

现象三：全家人共同走步途中，家长经常为一点小事训斥孩子，说长道短，串“老婆舌头”，破坏了走步的良好气氛……

现象四：全家人共同走步途中，年长者与年幼者的体力差距大，容易出现不协调的情况，有的人运动量不够，有的人运动量过大……

……

有的医学家认为，家庭养生当首选户外步行，阳光、空气、宇宙之万物能使人精神愉悦，五脏安合，百脉通畅……

每天全家人坚持一同走步，主要是为了健康、快乐与家庭和睦，如果没有一定的章法，不但走不出健康来，反而会走出苦恼、伤感，产生这种结果还不如不走呢。那么，全家共同走，需要立什么章法呢?

其一：不涉及是非与恩怨。全家人一起走步必须要集中精力，

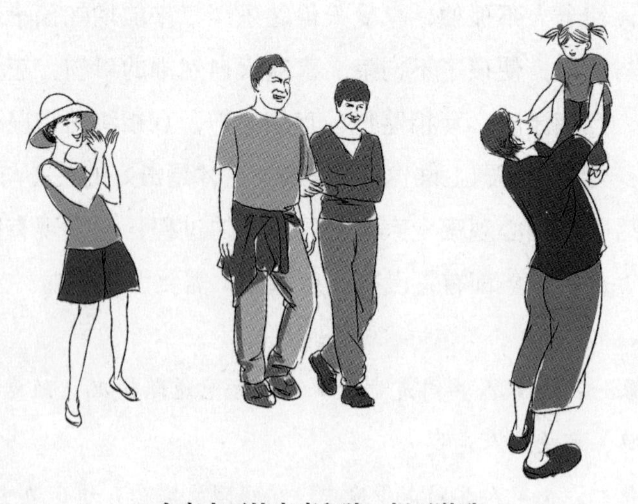

全家走可使家庭和睦，相互激励

口中说着“东家长、西家短”最破坏走步的气氛，一定要远离恩怨。

其二：宽容地对待孩子，维护孩子的自尊心。全家走时，如果有孩子，要允许孩子犯点“自由主义错误”，不要当着众人的面训斥孩子，应该采取游戏、讲寓言故事的方式，指导孩子认真地走步健身。

其三：制定全家人都要执行的规则。俗话说：“没有规矩不成方圆。”为了保证全家人走步能走出效果、走得安全，要预先制定一个规则，包括走步的时间、走步纪律、走步分几个阶段，走步着装、走步地域及路线、全家人前后顺序、走步速度等，提前制定的规则越具体越好。

其四：有合有分。全家人走步是件好事，但是由于家庭成员之间的个体差异大，为了保证均衡的运动强度，应有合走有分走，根据个人身体情况，把合走与分走科学地结合起来，中年人、体力好的人多付出一些，带动儿童及老年人，最后分别找出适合各自运动量的运动强度。可以采取差别走、变速走、折返走、转圈走，保证体力好的人多走一段时间，全家人的运动量就均衡了。

其五：留心走后每个人的身体情况。全家人一同走步，走后结果一定会有区别，应特别留心观察走后每个人的效果，如体重变化情况，饮食（饮水）变化情况，睡眠质量情况，情绪状态，有无精气神，血压、呼吸、排便、关节、肌肉等情况，一天一查，前后对比，及时调整走步方式，因人而异，这样才能保证全家人走步的健身效果。

走步健身小提示

全家人一起走步，一定要有纪律约束，不能随心所欲，更不能突出个人主义，影响全家走步的效果。

同事走

曾有古代养生家认为，好友出行日出时，守神、静心、吐纳自如方能固正气……

能与同事一起走步，一是说明你与同事关系好，有知己是多么幸福的事；二是说明你与同事都重视养生，期望生活质量高一些；三是说明你们之间交流得融洽，互相信任，有温暖感；四是说明你团结友爱，重视友谊；五是说明你工作比较顺心，得到同事的支持帮助；六是说明你有监督、考核意识，希望通过同事的监督与带动，持之以恒地将走步坚持下去。

每天与同事走步，确实能消除寂寞，克服懒惰，使枯燥的走步变得有情趣，充满幸福感，这不仅是健身的问题，更是生命与生活质量问题。

生活中，仔细地观察与同事走步的情景，存在问题的现象不少，不仅影响了健身效果，甚至还影响了团结。

现象一：与同事走步途中，容易变成开会，一路上充满议论、批评、指责，严重影响走步效果……

现象二：约好与同事走步，可是等了很长时间同事也不来。同事的迟到，导致自己情绪变坏，无心情走步……

现象三：在与同事走步的途中，同事吸烟、吃东西、喝水，干扰了自己的走步速度与强度，心中窝着火，还不能发泄……

现象四：在与同事走步的途中，大家互相开玩笑，甚至追逐打闹，导致心不宁、气不顺、神不安……

……

工作中发现了适合与自己一同走步的同事，并能坚持走下去，不仅健身效果会成倍增加，而且会给你带来无限的乐趣。

既然与同事一同走步好处很多，那么与同事走步需要注意什

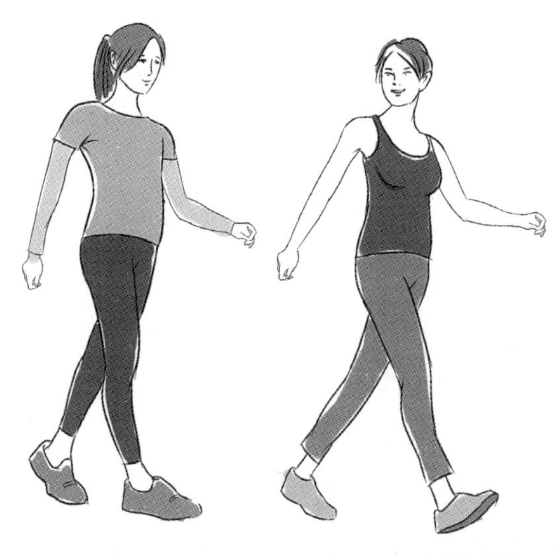

与同事一同走步可以增加交流和对彼此的信任

么问题呢?

其一：找准对象，性格相合。俗话说：“志同道合。”常年坚持走步不是小事，自然、愉悦、舒畅最重要。如果与同事走步，话不投机，性格差异很大，难免会发生别扭，甚至带来很多麻烦，这还不如自己独走呢。

《幸福婚姻密码》一书中说：“与自己喜欢的人在一起，永远不觉得累，不觉得烦，也不觉得时间过得太慢……”因此，选择与什么样的同事一同走步最关键，人选对了，一切都顺；人选错了，走起来就可能不顺。选同事可以从身体状况、兴趣爱好、品德修养、心理与性格、家务事多少等方面进行。只有选择志同道合的同事，才可能一起走好步。因为与同事志同道合，大家就有了共同语言，也就有了“气场”，互相理解，互相包容，心情愉快了，情绪也就稳定了，越走越高兴，体质逐渐增强。

其二：先立规矩，保证健身效果。与同事一同走步最重要的是增强体质，提高生命质量，所以所立的规矩应该围绕健身效果来考虑，聊天、发牢骚找其他时间，从走步时间、走步速度、走步地点、走步环境、专心致志、互相监督的方式等方面立规矩，参与走步的同事均达成一致后，认真执行，这样才能把走步完成好。

其三：要包容，善于倾听。与同事一同走步可能会遇到各种不如意的小情况，应该以包容之心对待同事的问题，能在一起走就是缘分。走步前、走步后，相互谈体会、谈感受、谈身体变化情况，不说不愉快的事，不牵扯他人是非，不走极端，以免情绪激动，伤害身体。如果同事比较极端，可以逐渐远离他，找借口回绝与其一同走步，清净独走，也是上策。

其四：接受监督、接受批评，坚决改正缺点。与同事一同走步最突出的好处是监督出勤率与纠正走姿，其实等于不花钱请来了裁判、教练和保镖。因为事先约定好一同走步，当你找所谓的借口不想走步时，同事也许会强拉着你出去走步，或冲你发火，你不要生同事的气，他这是关心你，监督你天天运动，同时也磨炼了你的意志，应发自内心地感谢同事的这份关心、这份爱心、这份执着心、这份真心。人都有懒惰之心，而克服懒惰最好的办法就是督促。

走步健身小提示

为把每日走步落实好，持久坚持下去，提高运动效果，与同事走是被很多专家推荐的。

群体走

多年的走步实践证明，群体走是比较理想的运动方式之一。人数可多可少，群体中的人可熟悉可不熟悉，可在同单位可不在同单位，只要喜欢走步运动就可以一起走。

群体走的优势很多，大体上有三个：一是能形成强大的“气场”，感染力强大，产生吸引力，让你欲止不能，最终养成自觉坚持每日走步的好习惯；二是能互相纠正、提醒、保护，防止发生意外；三是能调节情绪，有安全感，驱散孤独与寂寞，让自己朝气蓬勃，精神焕发，心理年轻。

平时，在公园里、小区里、绿化树林道路两侧随处可见群体走步者，他们的问题现象不少，情形五花八门，需要改进。

现象一：群体走步时，人多无秩序，杂乱无章，显得不和谐……

现象二：群体走步时，没有公德，随意占道、抢道、堵道，影响他人正常行走……

现象三：群体走步时，没有统一的纪律约束，有边走吃的、有边走边喝的、有边走边听收音机的，影响了整个群体走步效果……

现象四：群体走步时，个别人管不住“嘴”，议论是非，挑拨离间，嬉戏打闹，很不严肃……

……

群体走好处多，必须要守住自己的内心，让自己保持安静，不被别人干扰，要做到不听、不问、不传、不嫉恨、不对号入座，真正把精力用在走步上，用心感悟大自然的奥妙，这样才能体会到走步的神奇之效。那么，怎么才能在群体中走好步呢?

其一：选出一个领头人。群体走步不是简单的事，各色人都有，如果没有一个适合大家的基本步调，很容易走乱，所以选出一个有威信的领头人很重要。领头人选好后，要大致规定时间、地点、速度、纪律，让群体中的每个人都清楚规定与纪律，才能保证走步效果。

其二：务必要专心走步。群体走步的主要目的是增强体质，让身体更健康，精力更集中。因此，安神定心很重要。按照正确的走步要领，迈开大步，甩开双臂，轻松走好每一步。自觉做到走中不说话、不打闹、不嬉戏，走前走后不议论人，维护群体的良好秩序。

其三：互相帮助。群体走步要的就是感染力。大家在一起互相指导、互相纠正，互相介绍经验体会，取长补短，互相激励才能保持群体的旺盛斗志。

其四：有奉献精神。既然参加了群体走步运动，就要在力所能及的前提下多为群体出点力，维护群体的形象，善意地督促人们出来走步了，恰到好处地激励大家，调动群体的积极性。

其五：安全第一。群体同走时，注意安全，一要文明不挡道；二要保持警惕，注意道路前方、脚下、头顶、侧面的安全隐患，领头人发现危险情况后，及时通知后面的同伴采取措施，躲避危险。

走步健身小提示

群体走步特别容易产生群体催化效应，在互相激励的作用下，提高意志力与自律力，坚持走下去。

上班走

俗语说，朝迎日升把田耕，气血顺畅不发愁，强筋骨、增气力，一辈子不用瞧郎中……

现在经常听到一些人抱怨工作忙，压力大，身体处于亚健康状态，没有时间运动。

在医院的体检大厅，经常听医生对体检者说："你该运动了，再不运动真的就麻烦了……"

在医院的病房里，经常能听到病人说："唉，要是早运动就不至于病到这个程度了……"

很多人总是以上班时间紧张，单位距离远为借口不走步，可是他们可以开一小时车去单位，可以乘两小时公共汽车去单位，如果把开车、乘公共汽车的时间利用上，不就天天有时间走步了吗？而且还环保、低碳、节约、健身，一举多得，何乐而不为呢？

其实，老天爷特别公平，人人都是一天24小时，有的人把时间分得很细，甚至想把24小时当成48小时用，挤出上班途中的这段时间（0.5小时～2小时）走步。这样运动、健身、工作、家务、学习都不耽误。

我们算算走步距离的账：一年中上班的时间有260天左右，如果把每天上班途中时间（0.5小时～2小时）用于走步，按照每步0.75米，一天平均走一万步，共计7500米，一年下来能累计走数千公里，运动量之大惊人，所以不要抱怨没有时间运动了，应充分利用上班路途、时间走步，不开车、不坐车、不骑车，迈开双腿，长年坚持下去，体质一定能增强。

生活中，仔细观察人们上班的出行方式，开车的、坐车的、骑车的、坐地铁的，什么都有，很少看见真正走步上班的。他们时间白白流失，很令人惋惜。偶尔发现少数走步上班者，问题现象也很多，值得人们思考。

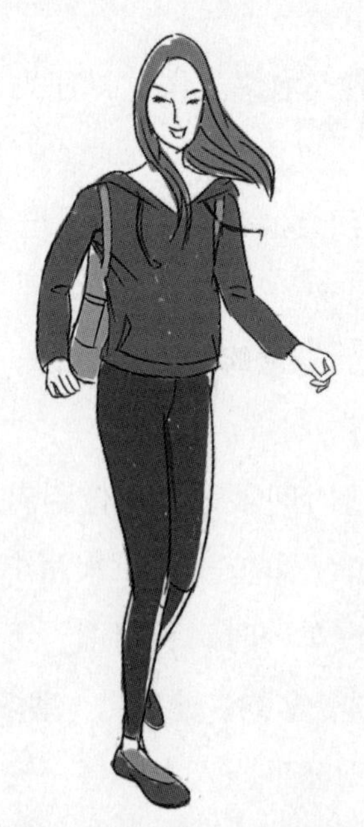

迎着朝阳走步上班，运动上班两不误

现象一：早上起床后，空着肚子，不吃一点东西，不喝一杯水，出门就走，中途发生低血糖……

现象二：穿着正装、皮鞋，背着电脑包走出家门，脑子里想着上午的工作，走完以后感到全身不舒服……

现象三：不选择路线，总是顺着马路边走，机动车的尾气、小饭馆的炊烟、垃圾箱散发出来的腐败味儿很浓，伤害了身体……

……

有的保健专家说：上班走步宜与日出同步，轻装阔步行走……

上班一族，如果你真的珍惜时间，真的爱惜身体，真的想增强体质，千万不能抱怨没有时间走步，要静下心来，早起一小时，安排好家务事以后，早一会儿出门上班，远离汽车，完全靠双脚走着去，想一想坚持走一年的时间，你已经走完了数千公里，你的体质会不增强吗？那么，上班途中这段时间如何走步健身呢？

其一：吃点饭，喝两杯白开水。走步上班不是件轻松的事，需要耗费大量体能。如果没有食物保证，身体能量不够或供应不及时，可能发生意外，所以需要保证有足够的营养与水。适量吃点早餐，喝两杯白开水（蜂蜜水）很重要。

其二：注意着装，轻装上班。既然选择了走步上班，就要干什么像什么，换好旅游鞋、胶鞋或布鞋，穿上宽松的运动衣或纯棉衣服，带好擦汗的小毛巾，认真做好预热准备活动，排好“二便”，而后出门走步。为了保证轻装走步，前一天下班时，最好不要把电脑、办公包带回家。

其三：计算步数。以每日走一万步为例，出门前要有一个大体的计算，一般情况下标准的步距是0.75米，走7500米正好是一万步，要根据身体情况、家到单位的总距离，确定一个合适的步速。如果家与单位的距离不到一万步，时间允许的话，可以采取中间绕圈走或折返走等方式把步数走够。

其四：半途走。现在城市大，很多家庭住的离单位比较远，甚至超过了10公里，走着上班可能不现实，可以采取半途走的方式，预先计算好走一万步的起点，无论开车、乘公交车、坐地铁，到达预先设计的起点后，立刻改换双腿走步。

其五：勘察好线路。现在交通发达了，家到单位的线路很多，应事先勘察好一条安静、空气好、安全的道路，回避汽车、污染严重的小饭馆、垃圾处理站、污水池、建筑工地、早餐摊、电气焊加工点、化工厂、高压电线、电信发射塔和污染严重的臭河沟。

走步健身小提示

要有健康“零存整取”的意识，每天走着上班，就等于每天去银行存储健康了，坚持天天存，日久天长，就是一大笔健康财富。

下班走

古人讲，日落归家，霞光普照，轻松自在，五脏调和，周身通畅，百病不侵，不使郎中识家门……

现实生活中，很多人总是强调没有大段时间走步，现在工作忙、家务事多、生活压力大，哪有那么多的大段时间走一万步呢，聪明的人会挤时间，会合理计划、安排时间，总能顺利地完成每日走步的目标。

目前，有相当一部分人特别聪明，很会利用时间，他们把下班回家途中的时间挤出来坚持走步，不仅锻炼了身体，而且也没有耽误其他事。

为了你的健康，为了保证每天都有一定的运动量，我们提倡下班走完一万步再进家门，可是有部分人没有意识到下班走步的重要性，懒惰战胜了运动，无知使走步变成了灾难，是不是需要人们认真思考一下呢？

现象一：下班了，单位没有什么事了，不外出走步，而是坐在电脑前玩游戏……

现象二：下班了，为了躲避人、车高峰，靠在沙发上睡觉，几个小时就这样被浪费；或几个人喝小酒去了……

现象三：下班了，走步回家的路上，满脑子里都是单位的事，是是非非，恩恩怨怨，无法安静下来……

现象四：下班了，感到口渴了也不喝水，感到饿了也不吃饭，已经很劳累了也不稍微调整一下身体……

……

下班时间到了，如果单位没有急事了，你个人也没有特殊的家务事，可以把回家途中的时间利用起来走步回家，不一定持续走，也可以顺便买菜、买主食，一举两得，什么都不误。那么，下班途中如何走步健身呢?

其一：务必静心。上了一天班，身心都累了，此时不要急着

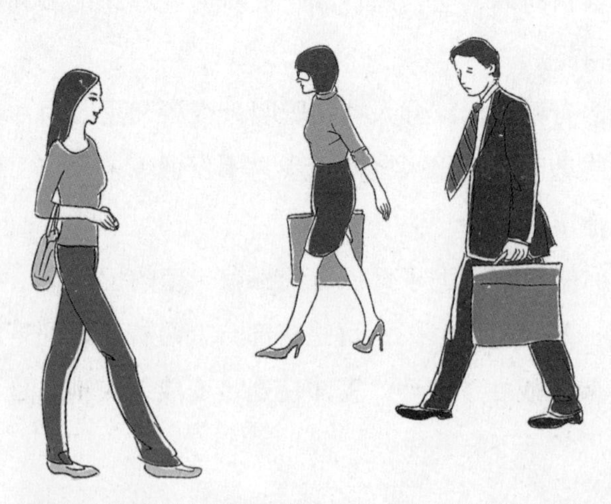

下班后别急着投入到家务事中，走走步让大脑休息休息

出门走回家，可以用自来水洗洗脸、漱漱口，做几遍深呼吸，做一做广播体操，打一打太极拳，听几曲欢快的音乐，使自己的心真正安静下来。保持身体的洁净与内心的宁静是迈开腿走步的关键。

其二：收拾闲杂东西，换好服装。把单位用的办公物品、文件、工具收拾好，放在单位保存，不宜随身携带“零碎物品”，以免影响走步效果。而后脱下在单位穿的正装、工作服、皮鞋，换上宽松的运动衣、运动鞋，准备好擦汗的小毛巾，排除“二便”，再出门走步。

其三：吃点热量高的零食，拒绝诱惑。工作一天后，体力消耗大，已经很劳累了。如果空着肚子远距离走步，恐怕会伤害身体，应事先准备一些热量高、营养丰富、好消化吸收的小食品，如巧克力、多维饼干、香蕉、花生、豆奶粉、芝麻糊等，不能吃得过多，适当即可。另外，出单位走步前，最好喝一杯白开水（蜂蜜水），以防止途中体内水分消耗过大。有的人朋友多，下班后被邀请去喝酒、打牌、娱乐，应拒绝诱惑，少点为了应酬而应酬的时间，多点为自己健康负责的时间。

其四：预先设计一个方案。我们可根据步速、步幅、时间计算好怎么走好一万步，需要不需要间断走，需要不需要买菜，需要不需要顺便办事，用什么方法统计步数，路线及地域都要确定出来，方案应是最合理、最科学、最安全、最有效的。

走步健身小提示

下班了，不要总想着吃、喝、玩，要把走步回家当成快乐的事。

饭后走

根据统计，把一个正常人的饭后时间充分利用起来，一天能节约出两小时左右。两小时完全能走完一万步了。真正的健康不是靠吃昂贵药、吃进口药，而是靠全面提高自身对疾病的抵抗力。增强体质最重要，而增强体质最关键的就是要科学运动，饭后走步就是很好的运动方式，您不妨体验一下。

有的人工作忙，很难找到大块时间走步健身，更不用说走一万步了，但是即便再忙，饭后总会有点休息时间吧；有的人吃完就睡觉、玩扑克、打麻将、玩网络游戏，浪费了大量时间，无形中损害了身体健康。这样糊涂的做法值得人们反思。

现象一：饭后，有的人往沙发上一靠，抽烟、看电视、上网娱乐，双脚、双腿都麻木了，也不迈开腿脚去走步了……

现象二：饭后，有的人放下碗筷就外出走步，肚子很不舒服，呼吸也感到困难……

现象三：饭后，躺下就睡着了，感觉肚子胀得难受，睡得也很累……

现象四：饭后，不是吵架、拌嘴，就是训斥别人，生了一肚子气，感到前胸发堵……

……

俗话说，饭后百步走，能活九十九。

饭后的时间相对比较充裕，因此要养成好习惯，努力摆脱其他事务，风雨无阻地迈开腿走步。如果不能连续走完一万步，累计走完也说得过去。健康是自己的事，要自己做主，不能被懒惰抢走了健康。那么，饭后的时间如何挤出来走步呢?

其一：不宜马上走，缓一缓，调理一会再走。饭后走步，并不是说饭后立刻走步，而是饭后至少30分钟后开始走步。饭后只适宜散步（神仙游），而不适宜强度大的走步健身运动，应把散步和有强度的走步健身区别开来，走一万步健身运动要有速度、有强度、有时间、有距离，与散步有着本质的区别，散步的关键是在“散”字上、速度慢，无拘无束，自由自在，恬静轻快，逍遥自在，古人称为“逍遥游”，特别适合老年人健身养生。

唐代名医孙思邈活到了百岁开外，93岁时人们问他长寿的秘诀是什么。他笑着说:“我的秘诀就是长期坚持饭后‘逍遥游’。每日三餐后，稍做休息，就去‘逍遥游’了，少则几百步，多则上千步。轻缓的‘逍遥游’，有助于消化饮食，养心宁神，活动筋骨，疏通血脉，顺气祛邪。”

饭后30分钟后开始走步，一能避免消化不良，饭后肠胃内充满了食物，需要进行消化和吸收，这时肠胃不停地蠕动，肠液、胃液大量分泌，肠胃的这些活动需要较多的血液流入消化系统。这时流入大脑、肌肉和关节等器官的血液就相对减少。如果饭后马上进行走步运动，就打破了消化规律。同时，肌肉、关节、大脑等处需要较多的血液，必然从消化器官竞争获取一部分血液，造成肠胃等消化器官的血液减少，使肠胃活动和分泌消化液的功能受到限制。长此下去，不仅影响食物的消化吸收，还会导致肠胃疾病，影响身体健康。二能避免胃下垂。饭后胃撑得鼓鼓的，并往下坠，走步运动时，肠胃会随之震动，肠胃系膜拉得很紧，甚至会发生扭转，造成腹痛，甚至导致胃下垂。三能防止大脑神经过劳。走步是全身运动，需要脑神经有效、合理地支配各个器官协调工作。饭后30分钟，食物在胃里基本上被消化了一半，需要的血液相对减少，此时走步健身，心脏就可以给大脑提供足够的新鲜血液了，脑细胞就不至于疲惫了。

其二：形成规律，挤时间走，最好把时间相对固定下来，形成“生物钟”。饭后一般都有点空余时间，特别是午饭、晚饭后的时间相对更多一些，要根据自己的工作与生活规律，找出饭后走步的时间，计算出能走多少步，千万不要被看电视、抽烟、喝茶、玩牌、打麻将、睡觉、闲聊、上网抢占时间，在走步健身的问题上不能算错账。通常情况下，早上7点吃饭，调整30分钟，8点开始走；中午12点吃饭，调整30分钟，下午1点开始走；晚上6点吃饭，调整30分钟，晚上7点开始走。

其三：避免低血糖，安全有保证。饭后走步，需要耗费很多体能，而饭后体内的营养物质充足，产生及储备的能量能提供走步所消耗的能量，一般不会发生低血糖。

其四：重视开始的“调整走”。为了提高走步健身效果，保证身体不受伤害，吃饭后30分钟的“调整走”很重要，食物消化过半，膀胱内储存的尿液也全部排出体外了，轻松外出走步健身，就不至于伤身体了。“调整走”开始的速度应缓慢，步速要控制在每分钟60步左右，用鼻子均匀呼吸，不能用嘴呼吸，以免把冷空气吸入胃里，使胃受寒。最好不说话，边走边看花草树木，云、雁、鸟等，保持好心情，大约缓慢走路30分钟以后，身体适应了，再加大强度，提高速度。

走步健身小提示

饭后走步要挤出时间，不能随意找理由拒绝，要明白真正走步运动与一般的散步不同，不能违背人体生理规律。

郊区走

很多人平时工作、家务、学习很忙，没有办法每日拿出专门的时间走步，但是总会有周末吧，有节假日吧，可以把这些时间集中利用起来，坚持去郊区专心走一万步，健身效果会令你吃惊的。

大自然中的万物，皆有灵性。风、雨、雪、霜、雾、云、雷电、彩虹、日月星辰、鲜花、树木、动物、建筑等，皆能给人以无限的遐想。大自然奥妙神奇，生机盎然，充满了挑战。

如果你只是“窝”在家里，“窝”在单位里，根本无法用五官感受大自然的美好。要对自己的生命负责，从这个周末开始，放下压力，立刻去郊区走步，无尽的快乐就会在走步的过程中被你发现、被你找到，快乐与健康是无价的，要明白这个道理。

根据调查，现在城市大多数居民早已认识到走步健身的重要性了，知道健康是走出来的，清楚大自然对人体健康的奇妙之处，所以自觉地坚持每周2～3次去郊区专心致志地走步，他们认为主动回到自然中去是人的本性，是对生命质量的负责。

人是大自然中的一分子，只有大胆迈开双脚，敢于进入大自然，呼吸郊区的泥土气息，才能使人的身体和心灵与大自然融为一体，才能感受到人生的美妙。

都知道到郊区走步的好处，可是一些人总是以距离太远，天气太冷，风太大，工作一周很累为借口，逃避去郊区进行走步运动，不能不说这是件遗憾事。

现象一：周末早上，闹钟响了。昨晚定好了今天早上去郊区走步，没有睡醒，伸个懒腰，又睡了……

现象二：周末早上，推门外出准备去郊区走步运动，到了公交车站，一看站牌，需要换乘好几次，很烦躁，又回来了……

现象三：周末早上，早就说好了去郊区走步，但是同事邀请去喝酒、玩牌，便主动放弃了去郊区走步，忽视了身体健康……

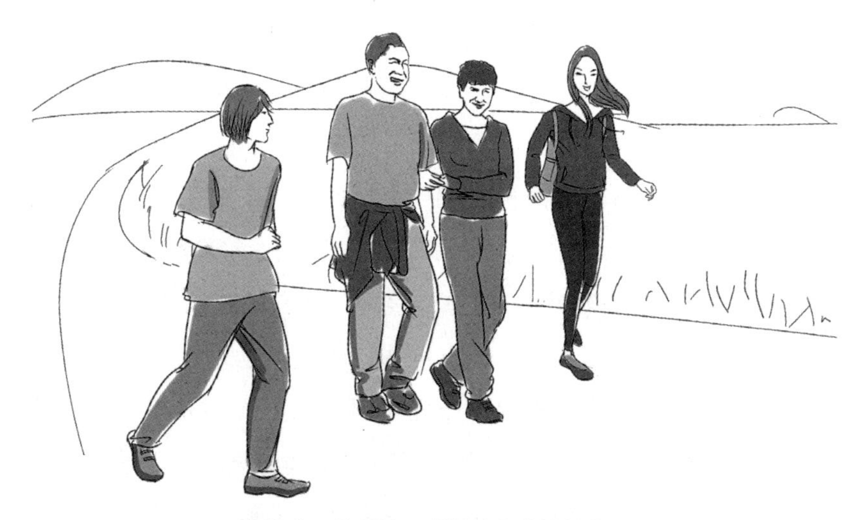

忙碌了一段时间，到郊区走步放松身心

现象四：假期第一天，准备去郊区走步，被琐碎事耽误了，决定第二天去郊区走，第二天又遇到其他事，还是走不成，日复一日，最终一次也没有走成，健康状况却每况愈下……

……

去郊区走步，是与大自然融为一体最好的方式，要勇敢地走出房间，丢掉汽车，在郊区的田野里，山川与峡谷之中，沐浴着阳光，伴着微风，惬意地走步。这将能给人们以丰厚的回报——健康的身体、积极的心态、开朗的性格、敏捷的思维、灵活的四肢、红润的皮肤、坚定的意志、坦荡的胸怀、大无畏的精神，等等。那么，如何才能去郊区走好步呢？

其一：下决心给自己的健康一点时间，给心灵一点幽静，放下一些，你就感觉轻松了。其实，地球没有谁都转，但是自己身体垮了，你却是100%的受害人，你的家人也是最大的受害者，没有谁会同情你。当你的心情很郁闷时，当你在为一些事情（工作、家庭生活、婚姻、孩子教育、住房、升迁等）苦恼时，当你的内心十分压抑时，当你的心理包袱已经使你不堪负重时，请统统放下这一切影响身心健康的东西，迈开双脚，走进郊区，让心灵真正进入大自然，这时你会感到无比的轻松与快乐，体质也会越来越强。由此可见，人是自然的人，人只有融入到大自然之中，才能感悟到生命的真谛——健康的重要，大自然的仁慈与宽厚。

其二：有计划、有安排、有选择，由近至远，逐渐扩大郊区纵深距离。去郊区走步要提前做好计划，把工作、家务、教育孩子的事情提前安排好，不要带着包袱去走步，应携带好足够的水、食物、衣物和必需的药物，不能什么都不准备便出门就走，这样会很仓促，也走不好步。郊区距离家比较远，为了节省时间，可以开车（乘公交）到达郊区某处作为走步的起点，而后做30分钟热身运动，再开始真正走步。最开始去郊区走步时，应该根据自己的身体状况，在距离较近的区域走。穿行于山涧小溪旁，孩童般地追逐蝴蝶与蜻蜓，逗蛐蛐、看喜鹊，仰视蓝天白云，欣赏美丽的山，穿行于绿草丛中，与风共舞，呼吸顺畅，这时达到忘我的状态，身心会极度放松，无拘无束，烦恼也就随之而去，劳累也就化为乌有了。

其三：宜结伴行走，安全第一。郊区不是家门口，不是公园，情况比较复杂，为了安全起见，去郊区走步最好能约上几个志同道合的伙伴，更能增加情趣，提高健身效果。大家经常聚集在一起，研究路线、行程及目标点，寻找共同的爱好，适时交流心得体会。出行前，几个人各自按照分工，准备好出行的物资，可以当日结束，也可以进行数日。在郊区广阔的天地里，呼吸着新鲜空气，喝着甘甜的井水，吃着没有污染的农家菜，睡在农家的火炕上，有说有笑，不亦乐乎。

走步健身小提示

大自然是公平的，它把快乐与幸福永远无私地给予亲近大自然的人。赶快迈开双脚走向郊区，拥抱大自然吧，健康就在脚下！

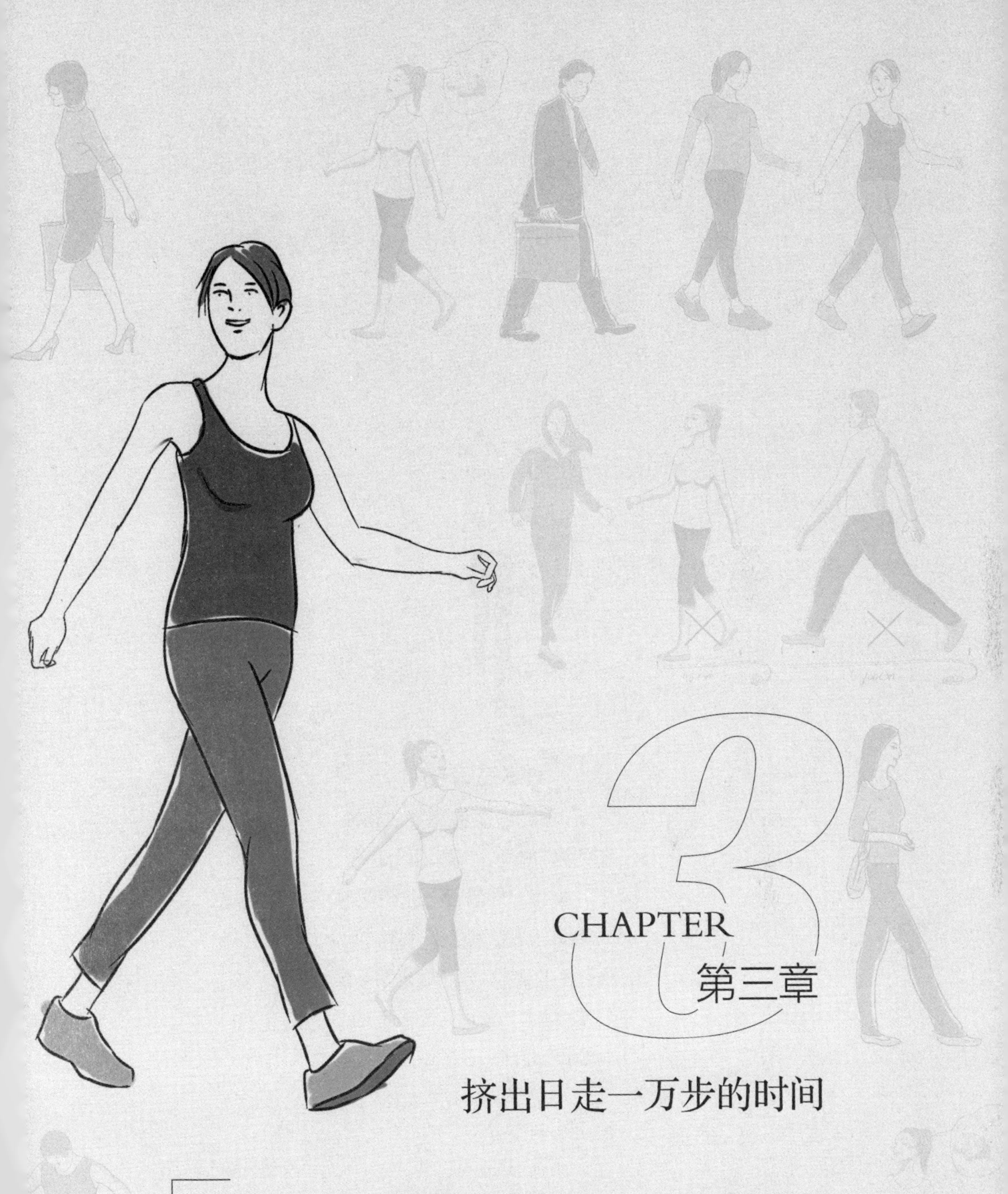

CHAPTER

第三章

挤出日走一万步的时间

什么时间进行走步健身最好呢？本章将为你介绍几种走步时间的安排方法，例如集中时间、利用零散时间、利用早晚上下班时间等，并提示大家几种占用大量时间的不良生活习惯，适当减少这些时间便可以多点时间锻炼身体，有利于持久地走步健身。

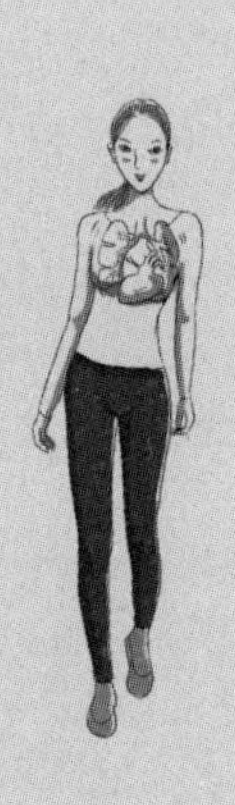

■本章导读

集中时间走步，形成健身生物钟

利用零散时间，健康积少成多

早起不磨蹭，提前出门走步健身

晚一点进门，给健身多一点时间

少看一会儿电视，走步娱乐两不误

不贪恋牌桌，留点时间多走走

巧妙离席走走步，应酬健身两不误

集中时间走步，
形成健身生物钟

根据一位常年坚持日走一万步的运动专家的体会，走步运动属于有氧运动，最好的效果是集中时间连续走完，这样能提高人体耐受力的极限，逐渐使人体内脏器官功能适应强度比较高的消耗需求。

为了你的健康，应科学安排时间，每天24小时固定不变，8小时睡觉不能少，余下的16小时干什么呢？不外乎是学习、工作、做家务事、应酬、教育子女、娱乐、购物、走亲访友、吃饭，等等，只要计划得好，就一定能挤出时间连续走完一万步，不强调客观原因，重要是决心有多大。那么，怎么才能找到集中走步的时间呢？

其一：先确定自己日走一万步需要的精确时间。每个人连续走步的速度、步幅、道路情况、走法都是不一样的，所以应根据自己的实际情况，算出连续走完一万步所需的时间。现以健康的成年人为例，如果步速为120步/分钟，步幅为0.75米，保持这样的速度、步幅连续走完一万步，就是需要走7500米，耗时约84分

钟。如果步速150步/分钟，其他参数不变，则大约需要66分钟。几乎每个人都有自己的生活规律，时间确定后，寻找一段时间可以完成连续走一万步，计划分配好，就不要变了。

其二：根据运动规律，找出最理想的走步时间。一般情况下，上午8～11点比较合适，这个时间段，太阳升起，植物的光合作用已经逐渐开始，绿色植物向外源源不断地输送着新鲜氧气，阳气升腾，鸟语花香，人体通过进食丰富的早餐，补充适量的水以后，人体内脏各器官已经转入正常工作，正适合人们连续走完一万步。如果上午不能集中时间走步，下午2点～晚上9点也比较好，此时丰富的午（晚）餐为人体提供了足够的营养和热量，特别是经过30分钟的午休以后，人体的精力开始旺盛起来，新陈代谢旺盛，身体功能表现出良好状态，大脑细胞处于活跃的状态，反应灵敏，思维活跃，此时大气中氧气含量相对较高，也是很好的时间段。

其三：时间相对固定下来，形成规律性的"生物钟"。日走一万步的运动量中等，长期坚持不是小事，对人体"生物钟"形成、新陈代谢、情绪、心理、神经系统、器官功能发挥水平等影响较大，走步时间固定下来以后，身体形成了必要的条件反射，会使日走一万步变得更轻松、自如。

走步健身小提示

当你把每天走步当成与吃饭、睡觉一样重要的事后，挤出时间，认真走好一万步就不是不可能的事了，关键是认识与态度。

利用零散时间，健康积少成多

日走一万步需要时间，少则1小时，多则2小时，对于忙忙碌碌的人们来说确实不容易挤出大块时间来完成，怎么办呢？难道不走了吗？不是不走，是要巧妙利用好零散时间走，采取拼接时间的战术和“零存整取”时间的对策，一样能完成日走一万步的健身目标，这要靠智慧、耐心，以及你对自身健康的责任心有多大。

现实生活中，有的人对自己的身体健康只停留在嘴上，或是在脑子里想一想，可是行动却一点也没有，眼看着时间流逝，可脚下却没有行动，这不等于忽视自己的身体健康吗？其实这就是对生命质量的不负责。从生命的长河中看这个问题，这不是很愚蠢的事吗？人的一生说长也长，说短也短，没有谁会真正对你的身体健康负责一辈子，对你生命健康负责一辈子的人就是你自己。那么，怎么才能找到零散走一万步的时间呢？

其一：用“网格”寻找法寻找，能迅速发现可以利用的零散时间。有人总强调忙，总强调累，过着很糊涂的日子，甚至一天的24小时怎么过去的都不知道，只是知道劳累、忙碌、为别人辛劳……

现在我们有必要静下心来，看看自己一天24小时的时间是怎么分配的，怎么使用与利用的。目前，比较仔细的统计法是“网格”计时法，一目了然，能迅速知道零散时间在那里，怎么挤出来使用。网格统计法的方法是将零散时间全部以分钟的形式统计出来，把24小时换算成1440分钟，横行画出60分钟，竖列画出24小时，横竖交叉线便划出1440个网格，每小格里注明干什么事，最终你能找到与生活、工作、学习无关的时间有300多分钟。将这300分钟用在走步上，何止走一万步呢?

其二：具体确认什么是零散时间。除了睡觉、吃饭、工作、学习、做家务事、正常的交往以外，都可看成零散时间，如饭前饭后、送人出门、开会间隙、课间休息、接人等人、买菜路上、文体娱乐活动，等等。如果想细分，还可以再细化，这就看个人的情况了。总之，时间如海绵里的水，是挤出来的，不挤不会出来。

其三：步数记录很重要。由于是零散时间，几分钟、几十分钟累计起来走步，所以需要把步数记录下来，一可以专门买一个电子记数仪，自动分别记数，而后累计起来，等于或大于一万步即可，这样比较方便，也不容易遗忘；二可以找一个小本记录，单次记数，最后累计总数。

走步健身小提示

只要善于计算，会找到很多闲暇时间，走一万步的时间一定有保证。

早起不磨蹭，提前出门走步健身

其实，分析现代人的生活特点，日走一万步根本不是有没有时间走的问题，而是态度问题，工作时间再紧张，家务事再多，夜间也能睡觉吧。既然能夜间睡觉，就可以早起1小时或半小时，少睡会儿觉，早点出门，提前把当日的走步任务完成，锻炼了身体，增强了体质，学习、工作、家务也不耽误，何乐而不为呢?

所以，要善于安排时间，自觉磨炼意志力很重要，养成早起一会、早点出门的习惯就好了。那么，怎么才能做到早点出门走步呢?

其一：下决心早起一会，早点出门的开始几天很重要。通常人都有睡懒觉的习惯，为了提高生命质量，积极、认真、自觉地完成走步运动也是必须要认真落实的硬指标， 这是不能马虎的事，今天的运动任务就要今天完成，明天还有明天的事。

如果平日没有早起的习惯，突然早起很不容易适应，有时闹钟响了多次，就是不想起，这就需要毅力了，要想想不运动的可怕后果，要问问自己今天对身体健康负责了吗，要把每个“今天”落实好，累计起来就能天天坚持走下去了。

按照心理学家的说法，早起床头3天最不容易，坚持下去后，能好转几天，到了第9天突然觉得更难了，继续咬牙挺过去，坚持21天后，“生物钟”形成了，早起就不成问题了。以后，不早起出门走步还不适应了呢。

其二：安排事务，轻松走步。现在人们的事务很多，你决定早起一会、早点出门走步值得赞扬，说明你对自己的身体健康负责。可是每天走步需要心静，不能背着包袱、带着情绪、装着杂事走，一定要提早安排好各种事，尽量消除干扰，专心完成走一万步以后再思考问题，完成杂事。如果早点出门走步途中脑子里想着买什么菜、垃圾倒不倒、家里门锁没锁好、单位的烦心事，怎么能走好步呢?

其三：精确计算早起多少时间，起床不磨蹭。早点出门后，如果想连续走完一万步，先确定走步的速度与步幅大小，而后计算出所需要的时间。有的人起得很早，时间也计算得很准，可是最后走步的时间还是不够。这是为什么呢？就是磨蹭，上卫生间、漱口、刷牙、排除“二便”、喝水、叠被子慢腾腾的，宝贵的时间全浪费了。

走步健身小提示

在事务繁多的情况下，有意识地早起出门走步是最明智的决定，因为身体健康是成就其他伟业的关键。

晚一点进门，给健身多一点时间

现在有些人工作并不累，回家也没有什么负担，家务活也不用做，可是下班后总感觉累，不愿意在外多停留1分钟，回家立刻躺沙发上看电视、抽烟、吃零食、玩笔记本电脑，殊不知这样会更累、更有害身体健康。

其实，下班后在没有回家前的时间还是比较多的，抓住这个相对轻松的时间段走步，健身效果显著。走完步再进家后，休息一会，吃饭、聊天、洗澡、学习、休息就不再出门了，这种方式很值得推广。

如果你工作不是很辛苦，家务事也不繁重，可以把这段时间用好，养成晚点进门，轻松走完一万步再进门的习惯，保证常态化的运动，身体素质会一直保持在较高的水平上。那么，怎么才能做到晚点进门走步呢？

其一：提前安排，磨炼意志。有的人开车下班，有的人坐班车下班，有的人坐公交车下班，有的人走步下班，无论采用什么方式下班，最好先不进家门，一定要把走步的时间挤出来，饿点就饿点，只要不发生低血糖就行；疲劳点就疲劳点，只要能坚持走就行。因为这是锻炼身体素质最好的机会，也最能磨炼意志，提高人的耐受力。为保证晚进家门不受其他事务干扰，提前安排好相关的杂事，避免走步途中被分散精力，走步效果就不好了。

其二：选择好路线，位置与环境很重要。现在下班先进公园走步运动，晚点进家门已经成为一种时尚了。由于下班没有工作压力了，走一万步在心理上相对轻松了许多，路线选择一般是回家的路线， 最好在单位与家之间选择一个公园或面积较大的绿地、水域，这样可以远离汽车尾气的侵害，避免噪声干扰，相对安全，人在环境优美的地域里走步，心情舒畅，备感轻松。

其三：保证安全，不发生意外事故。由于下班时，人的体力与心理相对疲劳，如果感到十分饥饿，口渴难耐，不要硬撑着走一万步，应在走前吃点高热量、高蛋白、易消化的食品，喝两杯白开水，以补充走步需要消耗的热能与水分。如果感到很烦躁，情绪不好，可以暂时休息一会，做一做深呼吸，听几首悠扬的曲子，使自己的心安静下来再真正开始迈步走。

走步健身小提示

晚点儿进家门，先走完步是明智之举，因为有一部分人一进家门后，立刻变懒、变馋、变娇气了，再也不愿意动了。

少看一会儿电视，走步娱乐两不误

有的人嘴上说没有时间走步运动，可是却有大段的时间看电视节目，甚至有的人看着电视里的健康运动讲座，知道运动的重要性，知道长时间看电视不好，还不关闭电视立刻去走步。

其实，看电视并不是坏事，能在有限的时间内看喜欢的电视节目，心情舒畅，也是有益于健康的。但如果看电视上了瘾，起早贪黑，甚至到了废寝忘食的地步，就会严重影响身体健康。

走步需要有规律，定时、定点、定强度效果最佳，养成的走步规律不宜随意改变，更不能被电视节目“搞乱”。

现实生活中，许多人的走步规律被搞乱，就是因为看电视上了瘾。本来定好晚上7点出门走步，结果电视剧开播了，坐在沙发上，双腿就动不了了；本来电视连续剧播完了，该出去走步了，结果另外一部电视剧又开播了，继续看下去，直到半夜。哪里还有时间走步啊。当你因看电视而损害了身体，不要怨天尤人，要怨就怨自己。那么，怎么才能做到远离电视机，果断地走步呢？

其一：会算健康账，保持清醒，认清生命的本质。人要学会算健康账，身体健康了，什么都存在，什么都好说；身体健康没有了，什么也不用说了，什么也不用办了。人需要冷静下来，在身体健康的问题上时刻提高警惕性，善于反思自己的行为，反复问自己难道看电视比身体健康还重要吗？难道生命的本质是看电视吗？肯定不是。

其二：合理安排时间，走步、看电视两不耽误。现在的电视节目特别多，信息量大，既有深度，又有广度，能使人获得很多的知识，利用好了是良师益友，利用不好是伤害身体健康的“杀手”。因此，合理安排看电视的时间非常重要，可以在走步后看，也可以在看完电视节目后走步，要有控制力，要果断离开电视机，因为腿与眼睛都受大脑控制，主动权、支配时间权在大脑的神经系统中，不要强调客观。如果天气不好，电视节目又较好，可以选择在室内走步，边走边看几眼电视画面，也不是不可以。

其三：健身不能间断，走步运动最重要，电视节目可以事后再看。当下如果遇到好的电视节目与走步冲突了，可以先去走步，而后看重播，或看电视回放，也可以上网看，总之应把握一个原则，要让电视节目给走步时间让步，这才是尊重生命，重视健康的表现，才是聪明人该做的决定。

走步健身小提示

电视是为人服务的，给人快乐与健康的，不能看过头了，坚持走步才是正事。

不贪恋牌桌，留点时间多走走

打牌是娱乐活动，一定要有个度，因为打牌不是人生的主要事，不能在这方面耗费过多的精力与体力，如果过度耗费精力，就会严重影响身体健康，得不偿失。

无论是玩扑克牌，还是玩麻将牌，都不是简单的娱乐活动，有时不仅是费心、耗时，还有可能因为误会而伤害感情。

更为可怕的是有一部分人坐着几小时不动，憋着“二便”，还吸烟、喝小酒。污浊的空气，加上长时间打牌，使人感觉到呼吸不畅、腰酸背痛、头昏脑涨、目涩口燥。这实在是不划算。

打牌就怕打“昏了头”，一旦“昏了头”，很容易耽误正事，甚至把走步健身的大事忘得一干二净，白白浪费了时间，损害了身体健康，是最愚蠢的事。那么，怎么才能做到不贪恋牌桌，自觉坚持日走一万步呢?

其一：自己爱自己才是真，更要与牌局保持距离。认识不到生命宝贵的人才会在身体健康的大事情上对自己“狠”、对自己

"坏"。身体如同一部机器，拼命使用，不认真养护，透支了，就会出大问题，不能有侥幸心理。身体疾患的形成有个缓慢过程，是一次又一次过度透支而成的，今天透支一点，明天透支一点，长此下去，身体能受得了吗？

如果爱自己，就要有健康储存与健康积累意识，坚持科学运动，走步是最简单、最直接、最有效、最容易完成的"零存整取"的健身运动方式之一。只要自己想走，今天走一万步，明天走一万步，日久天长，健康的存折上就"厚"了，身体健康随之而来。

扑克、麻将好玩，但是玩过头了，会严重伤害人的身心健康，这一点应该有清醒的认识。无论什么时候，只要牌局影响了走步运动，必须要保持距离，找个借口离开牌局，快速走出去，完成日走一万步的任务。

其二：限制时间，娱乐、走步健身都不耽误。打牌不仅是娱乐活动，也是社交活动的一种方式，会打但不上瘾，限制好时间，以1小时为界限，超过了1小时，当机立断，毫不犹豫地离开，快乐地去外面走步。千万不要顾及面子，因为你因打牌顾及面子了，当你身体健康出了问题后，面子又有何用呢？自欺欺人的事不能做。

其三：请人监督，把走步当成大事，谁都不能剥夺你的健康与运动。人每天有很多事要做，顺序排好了，忙而不乱，井然有序，要善于排定每日工作、学习、生活、娱乐、运动的前后顺序，尽量把运动健身之事放在前面完成。平时打一会牌，放松一下心情，无可非议。但要保持警惕性，不能麻痹大意，打牌过程中，问问自己的一万步走完了吗？身体健康重要还是玩牌重要呢？自己对自己的健康负责了吗？如果没有走步健身呢，果断地去走，走后再打牌也不迟。如果自我监督意识差，或根本就没有自我监督意识，建议你打牌前请家人、同事、朋友一小时后来提醒你外出走步运动，这才是大事。

其四：找借口离开，对自己负责。打牌前要先给自己设定一个不影响健康的时间，只要到了这个时间，立刻收心，找一个可以离开的借口走开，而后开始走步。

走步健身小提示

打牌要有度，限时最重要。在牌局与走步面前，最能考验你有无顽强的意志力，有无生命健康观。

巧妙离席走走步，应酬健身两不误

俗话说，酒桌上的时间越久，疾患来得越早，痛苦的时间越长……

现在人们的生活条件改善了，人与人之间的联系密切了，随之而来的应酬（饭局）也多了。有的人几乎天天泡在酒桌上，几乎三顿饭连一起了，吃得肚子鼓鼓的，喝得醉醺醺的，失态出洋相，最终吃出了毛病，喝坏了身体，甚至早衰、早亡。看着显示身体各项指标不正常的化验单，才明白远离酒桌，坚持走步健身有多么重要。

经常在酒桌上应酬的人有一个共同的认识，天天吃、喝酒真不轻松，酒桌上废话连篇，而且大多数是假话、套话、虚话、恭维话，甚至还说一些失去人格的话。酒味、烟味、饭菜味、汗味、口臭味混在一起，短则一两个小时，长则四五个小时，耗人精力，干扰人体正常的新陈代谢规律，长此下去身体肯定吃不消。

其实，吃饭、喝酒本身没有错，有错的是自己没有控制力，禁不住美酒、美食的诱惑，主动放弃了走步的健身行动，最后身体健康出了问题，这能怨谁呢？只有怨自己。

古人曾说，生命健康诸事之首，不得扰之……

古人早已明白了生命健康是人生第一大事，谁都不能侵扰。人类社会进入了21世纪，反而重应酬轻健康，是不是很愚蠢呢？那么，怎么才能做到远离酒桌，自觉坚持走步呢？

其一：有自己的主见，有自己的原则。吃饭、喝酒谁也无法完全拒绝，适当参加属于正常情况，但要有自己的主见，有自己的原则。无关紧要的应酬，最好不去。重要的应酬，应提前安排时间走步，而后参加；或事后安排落实当日走步的事。要随时提醒自己不能因为应酬把走步耽误了，一旦把健康丢了便无法弥补，最终只能自己吃下苦果。

其二：在走步健康运动的问题上要有铁的纪律，一点儿也不能变。无论什么理由请你参加应酬都是外因，只要你内心坚定了每日走步运动的信心，敢于在酒桌上挤出时间，当成必须要完成的事，有钢铁一般的纪律，就不会为应酬而动，为应酬而扰，为应酬而迷。

其三：巧妙离席，不伤面子。饭局进行到了一定的时间，不能生硬地走人，这样不礼貌，也会影响饭局的气氛，应根据情况找个借口巧妙离开。如果是你设定的饭局，要起主要的引导作用，根据饭局进行的时间长短，适时以礼貌、自然、暗示的语言引导酒席结束，不能喝上酒了什么都忘了。

走步健身小提示

没有不散的宴席，要把握一个度，头脑不糊涂，要有不走完一万步绝不上酒桌的决心。

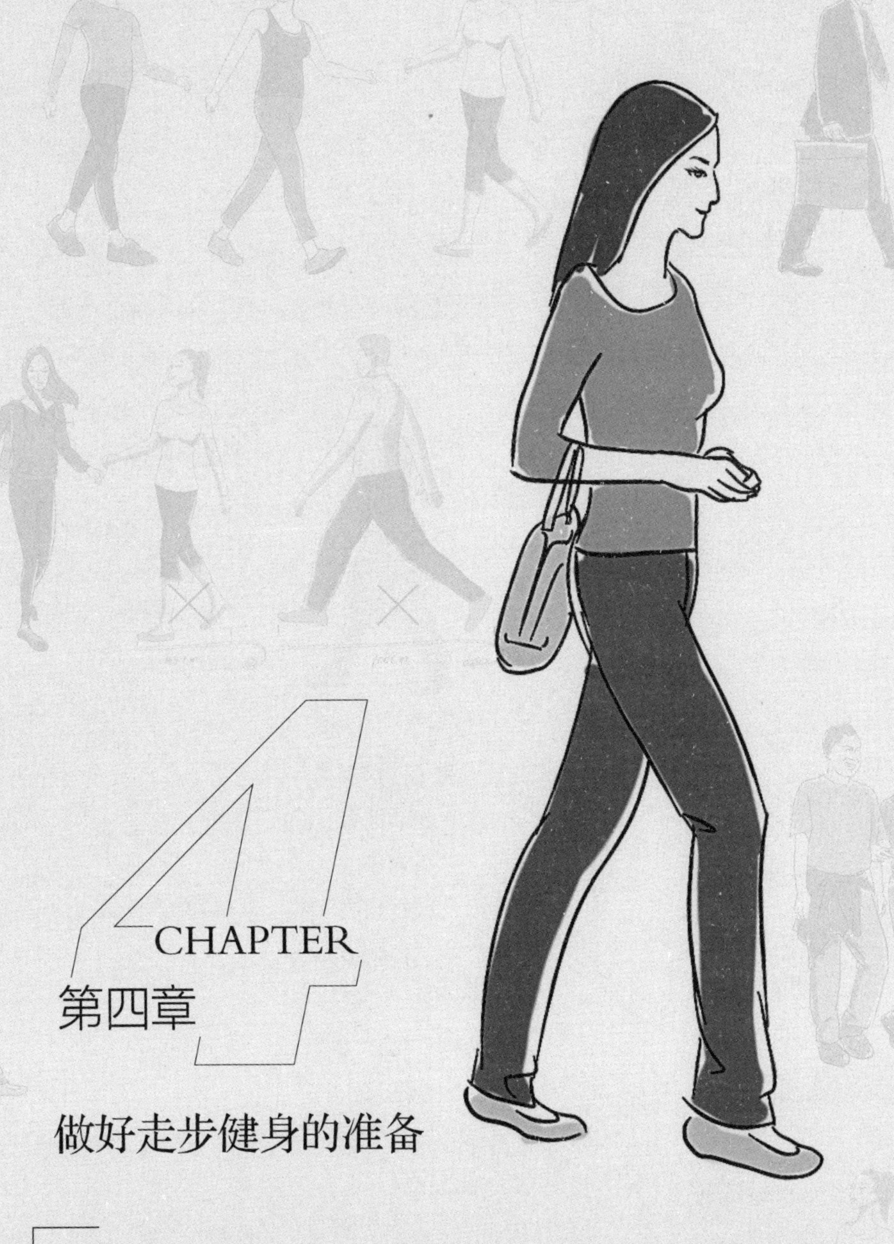

CHAPTER 4

第四章

做好走步健身的准备

在开始走步健身之前要做哪些准备呢？穿什么衣服最适合走步？怎样的走步路线更有利于健康？走步前饮食有什么要注意的？通过阅读本章，你将完全掌握如何做好走步健身的准备工作，科学地开始走步健身运动。

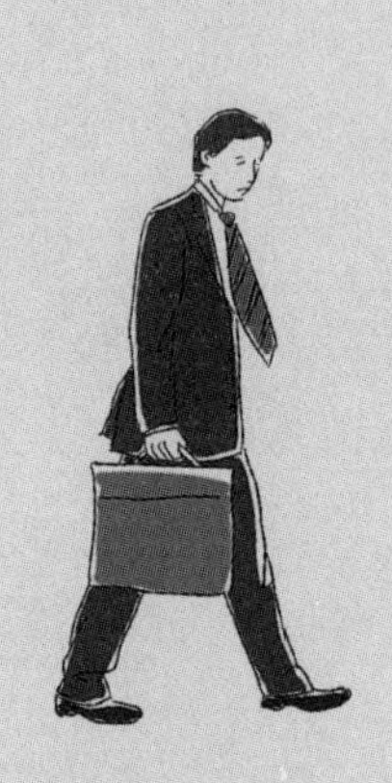

■本章导读

勘察地点

检查身体

重视预热

选择服装

排空“二便”

注意饮食（水）

观察天气

减少干扰

勘察地点

古人认为："凶地乱动者，损血伤神，寿减半……"

常年坚持日走一万步需要付出很多，保证安全、健康最重要，所以提前勘察好走步的地点特别必要。

如果对走步的地点、道路情况不熟悉，空气好坏不清楚，有无安全隐患不了解，那怎么能自然、安心、健康地走好步呢？何谈健身呢？

因此，要提前勘察好走步的路线与地点，安全与健康最重要，无论多么美的地点，如果不安全、不健康，也不要去走，这是原则问题，不能含糊。那么，为了保证安全、顺利地走好步，如何勘察地点呢？

其一：最好是熟悉的地点。每日在同一个地点走步，必然熟悉周围的情况，如卫生间、派出所、医院、高压电线的位置、变压器的位置、有无施工情况、空气情况等，对道路情况了如指掌，如机动车多少、红绿灯情况、拐弯处、牲畜车、道路宽窄、坑凹点等。没有顾虑，放松心情，在自然的状态下走步，运动效果错不了。在熟悉的地点走步，一般距离家、工作单位比较近，一旦家里、单位有什么急事，能立刻赶回去，家务事、工作都能兼顾，避免提心吊胆，一心二用的情况发生。在熟悉的地点走步，遇到意外情况后，能采取有效的措施处置，避免发生严重后果。在熟悉的地点走步，距离一般比较近，能节约时间，出行简单，不需要复杂的准备，换上适合运动的衣服和鞋子就可以了，饮水也不需要刻意准备，其他物品也不需要特殊准备，一身轻松地出门走步即可，避免了很多麻烦事。由于对地点熟悉，遇到意外情况后，能采取有效的处置措施，避免严重后果的发生。

其二：空气新鲜，没有污染。日走一万步对空气要求很高，天气好，空气新鲜可以保证走步过程中所需的氧气供给，坏天气或空气污染严重，不但影响走步的健身质量，甚至还对身体健康有害。因此，要选择空气新鲜、含氧量高的地点。

其三：躲避污染源，避免无形伤害。现在城市发展很快，污染源也很多，走步运动要远离污染源（如公路、化学工厂、垃圾临时收集站、锅炉房、饭馆排烟口、油漆生产车间、蓄电池处理厂、公共厕所、污水处理池、化粪池、焚烧炉、加油站等），走前勘察好地点后，可以避开污染源。

其四：远离噪声，清净很重要。城市里产生噪声比较多的地方是建筑工地、交通路口、火车站附近、市场周围、汽车维修店、金属加工店等。走步途中，要设法避免烦人的刺激声持续进入耳朵里。“耳静”很重要，“耳静”可以使人心安静、呼吸节奏感强，保持平和心态，不扰神，快乐、自然、轻松地完成走步健身运动。

其五：查看有无安全隐患。勘察走步地点时，应仔细观察整个区域、路线上的道路是否平坦，有无障碍物、有无陷阱、水电隐患、动物袭扰等，做到心中有数，提前躲避、绕行，这样才能放心走步。

其六：远离马路、机动车、牲畜车和摩托车。现在交通事故发生率高，特别是没有人行道的小马路、十字路口、拐弯的道路，很容易发生交通事故，所以每日走步过程中，应该避免在这些地点行走，遇到机动车、牲畜车、摩托车及时躲避，不能抢路。

其七：远离“隐含杀手”。走步离不开路，现在路上的“隐含杀手”很多，一定要细心观察，不能马虎。如马路上的下水井盖经常不翼而飞；早上出门时，道路还是好好的，晚上回来时，道路已经被挖开了，如果还按照经验走老路，就容易发生事故。要随时勘察，提高警惕，及时改变路线。

其八：远离高大建筑物、广告牌、枯树。城市的高大建筑物越来越多，建筑物上的“杀手”很多，如阳台摆放的花盆，空调排气装置，破旧的玻璃窗户等，刮风、下雨时，就可能掉下来，砸伤行人。老胡同里枯树也随处可见，特别是郊区的道路两侧，枯树更是多见，它们随时可能倒下来。所以，走步过程中，尽量在空旷的地方走，不能在密集的高大建筑物下面走。

其九：远离高压电线、照明设备、变压器。走在大街上，抬头向空中看，你会发现很多高压电线、照明线路，还有一些矗立在路边的变压器，这些都是隐含的杀手，一定要远离，不能在其附近走步健身，以免发生意外。

走步健身小提示

预先对走步的地点进行勘察十分重要，它对运动效果、身体健康、安全程度有直接的影响，应下大力气勘察好，不能马虎。

检查身体

当你决定开始走步运动后，应尽快去做一次常规体检，咨询医生，听取他们的建议，制订适合自己的走步计划，以免发生意外。

现实生活中，经常能听到某某人因为走步健身前没有体检，对自己的身体状况没有数，发生意外伤害，甚至是无法挽回的严重后果。这值得人们深思。

古人认为，久走五脏盈，过之则害……

日走一万步是项强度较大的运动，对身体各项功能有一定要求，所以要对身体情况心中有数，科学确定速度、时间、距离、步幅与走步方式，确实保证安全。那么，走步前，怎么检查身体呢?

其一：要明白为什么体检。很多人由于长期在家、在办公室里，或长期开汽车、坐汽车，风吹不着，日晒不着，冬暖夏凉，过着“养尊处优”的生活，身体的一些机能已经逐渐退化了，平时没有负荷，自己难以发现这些隐含的问题，开始走步后，随着身体内各器官负担加大，透支严重，个别器官无法承受突然增加的负荷，容易发生意外。所以，走步前体检很重要，要对身体各器官情况有数，趋利避害，以免发生意外。

其二：要舍得花钱，不怕麻烦，普遍检查与重点检查相结合。有人不舍得花钱去医院检查身体，有人因为工作繁忙不愿意去医院体检，但是你想一想，身体健康是人生最大之事，即便不是专门为走步健身去体检，建议你也应该每年至少一次体检，这是对生命健康负责任的重要标准。其实，到医院体检很简单，填写体检表，按照体检项目逐一检查，不能遗漏，看结果。

照X光片、测量呼吸次数，看看肺及胸部情况，了解呼吸情况。

做心电图，看一看心率及心功能情况。

做B超，看看肝、胆、脾、肾及腹部其他器官的情况。

化验血液，看看各项指标是否合格。

化验尿液，了解一下各项指标是否合格。

化验大便，看看有关指标是否在正常范围。

测量血压，及时掌握血管及压差值是否正常。

称体重，记录自身重量，为日后分析走步结果找一个参照数。

检查骨密度，看有无骨质疏松。

重点请外科医生检查关节、骨骼、肌肉、肛门、甲状腺、前列腺等的状况。

最后还要检查五官科及妇科，看是否正常健康，心中有数。

如果顺利的话，两小时就能体检结束。检查完所有项目以后，不要嫌麻烦，请医生写清楚结果报告，主动向专科医生询问自己的身体健康状态、注意事项及对日走一万步运动有无影响。有问题时，还要请运动康复医生拿出一个每日走步的具体方案。

如果身体个别部位有异常情况，立刻按照医生建议，进行重点检查，直到查清楚为止。需要治疗的，立刻治疗，不能耽误。

另外，千万不要有侥幸心理，或自己当自己的医生，轻视医生的作用，或不相信医生，这会耽误大事，一定要积极、主动、真诚地与医生配合，完全信任医生，相信检查结果。

其三：要牢记数据，把体检常态化。体检结束后，应把主要数据记清楚，以便日后随时监测，有对比性和参照性。

为什么说体检要常态化呢？是为身体健康的需要，运动安全的需要，数据统计与指标对比的需要，每年无论是否生病，都要积极、主动去体检，早发现，早治疗，切实保证身体健康。注意体检表要保存好，最好常年在一家医院、同一批医生体检。

另外，很多人都是等身体有了问题以后再去检查，已经晚了。

走步健身小提示

走步运动健身前检查身体是大事，不能认为是可有可无之事，这是掌握身体健康状态的一个最直接的方法，意义重大。

重视预热

日走一万步消耗体力大，做好充分的身体预热很重要。如果出门就迈腿走，身体还没有预热，一则对关节、肌肉、韧带会有伤害；二则突然加大心脏、血管壁和肺的负荷，使它们很容易受到损伤。那么，如何重视走前预热活动呢？

其一：思想上重视，不马虎。预热不复杂，思想上必须重视，不能认为是可有可无的事，应视为必须要做的事。走步前利用5～10分钟的时间适量活动身体，尽量调动神经系统进入工作状态，使身体各部位活动开，保证关节灵活，肌肉、韧带、骨骼及软组织受力均匀，使心脏的跳动次数、负荷逐步增加，肺活量逐渐增大，使血液循环加快，让身体主要器官有个适应过程。

其二：轻缓运动，感到身体微微发热为止。走前，先找一块安全的场地，慢跑二百多米，使身体感到微微发热，而后停下来进行全身的准备活动。

其三：提倡做3遍广播体操，这样预热效果较好。广播体操能全面锻炼身体各部位。扩胸及伸展运动能使胸肌扩张，增加肺活量，使肩关节、胳膊上的肌腱和韧带最大地舒展。体转运动能锻炼腰部肌肉，增强腰部的血液循环，对腰椎、颈椎的神经组织很有益处。跳跃运动能使髋关节、腿部关节、脚部关节得到锻炼，能使大腿肌肉、韧带得到舒展，使神经系统得到充分锻炼。

其四：拉筋、压腿。一条腿站立，把另一条腿抬高，放在1米高的墙壁上，伸手向前触摸脚面，反复做8次后，换另外一条腿，均匀下压8次。压腿的功效是能使大腿和腰部肌肉得到锻炼，使大腿、腰部韧带舒展。

其五：充分活动踝关节。一条腿用力站立，撑住身体，另一只脚脚尖竖起，先顺时针旋转8圈，而后逆时针旋转8圈。换另外一只脚，重复上述运动。在走步过程中，踝关节活动很多，预先活动开了，能使踝关节和周围的肌肉及软组织得到锻炼。

其六：调理气息，反复做深呼吸。身体自然站立，均匀用力，深呼吸8次。吸气时，一定要让肚子也鼓起来；吐气要吐尽，才能达到深呼吸的功效。深呼吸的功效是能增强肺功能，使气体交换顺畅，给体内各组织器官提供充足的营养。

走步健身小提示

预热活动特别重要，不仅要认真做好、做到位，而且要自觉坚持下去，形成习惯。

选择服装

中医认为，一年之内，春防风，夏防暑湿，秋防燥，冬防寒，能顺时令变服者，体安、无恙……

在户外日走一万步体力消耗大，热交换系统处于高强度运转状态，皮肤需要呼吸，毛孔张开，身体出汗，一旦遇到风、潮湿及冷空气的袭扰，很容易让邪风入体，导致生病。所以，防止受风寒很重要，选择服装应符合时令，不妨碍走步、散热，颜色要醒目，有提示他人注意的作用。那么，为了保证安全、顺利地走好步，如何选择服装呢?

其一：选择外衣。走步四肢频繁运动，选择合适的外衣很关键，保温、透气、散热、厚薄适中、宽松合适，以免影响肢体活动。

提示1：服装颜色鲜艳，一般以暖色为主色调，这样能起到安全警示作用。

提示2：裤口和袖口松紧适当。

提示3：衣服扣子、拉链紧密性要强，能有效防止寒风、潮气袭扰身体。

其二：选择内衣。走步运动对内衣的要求高，因为内衣紧贴身体，原则是必须选用纯棉材料、宽松透气、不紧绷、弹性好的。

提示1：裤头不宜用松紧带，因为松紧带是橡胶材料，对人体皮肤有刺激。

提示2：最好自己用棉绳制作“系紧带”。“系紧带”不能过紧，因为过紧容易压迫肌肉和血管，影响血液循环，损伤皮肤。

其三：选择袜子。走步离不开双脚，对脚的保护要格外注意，所以选择袜子要认真。

提示1：透气性好的纯棉袜子。

提示2：大小要适当，袜子小了，会把脚包裹得严严实实的，影响血液循环；袜子大了，底部容易出褶皱，磨出水泡。

提示3：袜口的松紧要合适，不宜用尼龙或混合橡胶材料的松紧带。

其四：选择鞋子。走步最关键的就是鞋，鞋不合适的话，可能会严重影响走步效果，甚至使双脚受伤。

提示1：鞋的大小要合适，质量有保证，环保、透气性、吸汗性、柔韧性好。

提示2：不要贪图便宜，要买信誉度高的运动鞋、布鞋或胶鞋。

提示3：鞋带系的松紧适当，保证血液循环顺畅。

提示4：鞋垫一定要是纯棉制品，大小要合适，透气性要好，铺垫时要放平，不能有皱褶。

其五：选择帽子。走步时，如果天气状况良好，温度适宜，不宜戴帽子。

提示1：如果是冬天，天气不好，温度又很低，可选择一顶透气性好的棉帽，既能挡风，又能保温，预防冻伤。

提示2：如果是炎热的夏天，气温很高，或是在强烈的阳光下走步，可以选择一顶草帽，能有效预防“日照病”的发生。

其六：选择围脖。如果室外有风或比较寒冷，应该选择柔软的，纯棉质地的围脖，这样可以防止冷风直接灌进脖子里，避免身体受风寒。

提示1：不能围得过紧，以免妨碍呼吸。

提示2：围脖不宜过长，过于累赘，影响走步。

其七：选择手套。冬天，如果室外比较寒冷，应该选择一副保暖性、柔韧性能较好的手套，起到保护双手的作用。

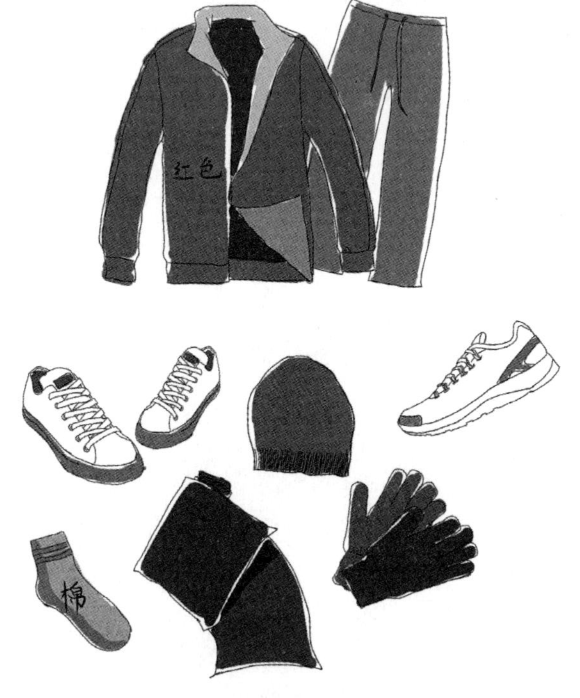

适宜走步的服装、配饰

提示1：纯棉线手套最好。

提示2：手套口的松紧带不宜使用橡胶制品。

其八：选择文胸。女士的文胸要松紧适当，柔软合适，材料必须是纯棉的，透气性一定要好，吸汗能力一定要强，以免影响呼吸。

提示1：女性使用文胸时，松紧带、吊带要尽量选择用纯棉材料。

提示2：千万不要用金属固定丝。

走步健身小提示

选择着装是大事，一点也不能马虎，科学准备，一定要符合时令，突出安全、实用、健康、环保的特点。

排空“二便”

古代中医认为，动者，不宜憋忍‘二便’与肠气，否则五脏乱，气血窜，神志扰，心不安，邪气入体……

日走一万步不是简单的运动，如果膀胱内尿液充盈，肠道内大便堆积，不仅增加走步时的负担，而且会危害身体健康。

憋小便走步，不仅对泌尿系统的损害严重，甚至会影响生育，而且还会影响走步速度。

憋大便（或气）走一万步，容易使人烦躁不安，降低走步速度，甚至会使人毒火逆行，诱发各种疾病。

为了安全、健康、顺利地走好步，确实保证走步运动效果，走步前怎么才能保证排空“二便”呢?

其一：预先排除。出门走步前，要先计算一下途中的时间，感觉一下有无“二便”，提前把“二便”问题解决好，这样才能保证走步效果。

其二：饮食有规律，“二便”也有规律。为了保证走步途中没有“二便”的干扰，平时饮食要有规律，这样就能保证“二便”也有规律。走步前，应根据自己“二便”的时间间隔，根据吃饭喝水的间隔，避开平时排便的时间，确定适合自己的时间段，以保证轻松走好步。

其三：重视便秘及小便异常的治疗。如果有便秘或其他大便异常，要通过饮食、饮水、运动调节，如果不能自己缓解，要去正规医院治疗。如果小便异常，出现尿频、尿痛、排尿困难、尿道分泌异物、肚子疼等，不能耽误时间，及早去医院治疗。

其四：宁肯停下来，也不能憋。日走一万步途中，一旦有“二便”，不要碍于面子逞能坚持走，应就近找卫生间解决好。

走步健身小提示

走步前排空“二便”是很重要的事，不能逞强好胜硬憋着，不要干出自己伤害自己身体的傻事来。

注意饮食（水）

俗话说，人是铁，饭是钢，水是金，一样比一样重要。

日走一万步的运动属于中等强度运动，消耗人体大量能量，一定要保证体内有充足的能量供给，这样才能安全、顺利地走好一万步。所以必须要注意饮食、饮水，不能麻痹大意，以免发生意外。那么，饮食、饮水需要注意什么问题呢?

其一：吃好早饭，不能糊弄。古人说："早饭吃好，一天不扰。不吃早饭，易早衰。"根据医学测试，早饭提供给人体的能量应占全天总能量的30%左右，早晨空腹走一万步，胃内无食很难较好地提供所耗能量，一旦出现低血糖，容易昏厥、摔倒，影响走步效果，甚至还可能有生命危险。

提示1：吃早餐有规律，不能乱了时间与食量。由于我国地域辽阔，早饭时间不太统一，大体上可以把早餐时间安排在7点左右，吃饭时间以15分钟为宜。起床不宜立刻吃饭，稍微调整一下，洗漱完毕，大约在30分钟以后吃饭比较合适。

提示2：合理搭配，营养丰富，标准定量。早饭应包括6类食物，即谷类、肉类、蛋类、奶类、蔬菜和水果。正常健康人一般早饭的标准大约是谷类100克，新鲜蔬菜100克，水果100克，牛奶300毫升，鸡蛋1个和适量的豆制品。这也不是绝对的，不同体质的人，可以根据自己身体情况，根据走步运动的时间与强度大小，调整进食量。一个原则是不能太饱，七分饱最合适。

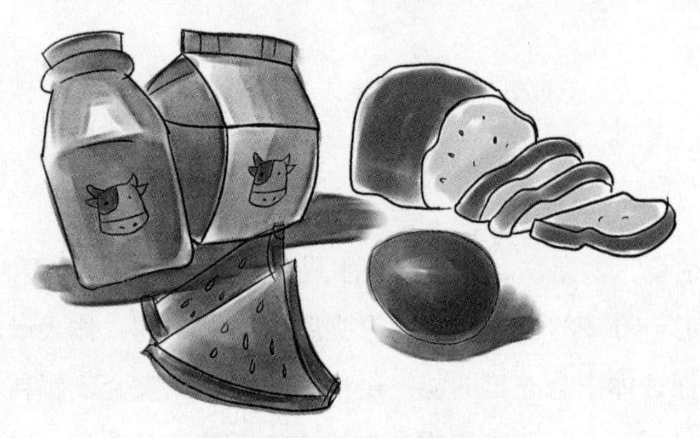

早餐要搭配合理、标准定量

其二：重视午饭，营养充足。午饭是正餐，对身体健康至关重要，提供的能量占全天总能量的40%左右。对于坚持每日走步运动的人来说需要的能量和营养素更多，所以更要吃好午饭。

提示1：按时间吃午饭。午饭时间安排在12点左右，吃饭时间以30分钟为宜。

提示2：种类丰富，保证营养，吃七分饱。大多数人午饭比早饭、晚饭吃得多，因为午饭是正餐，一定要保证营养丰富，米、面主食不可少，富含优质蛋白质、适量脂肪和其他营养素的食物更不可少，如鱼类、肉类、豆制品及新鲜蔬菜、水果等，以保证下午学习、工作和走步运动的需求。健康的正常人进食量大约是谷类150克，薯类50克，肉类100克，新鲜蔬菜150克，水果类100克，豆制品100克。由于人的个体差异大，这只是参考数值，可以适当增减，七分饱比较合适。

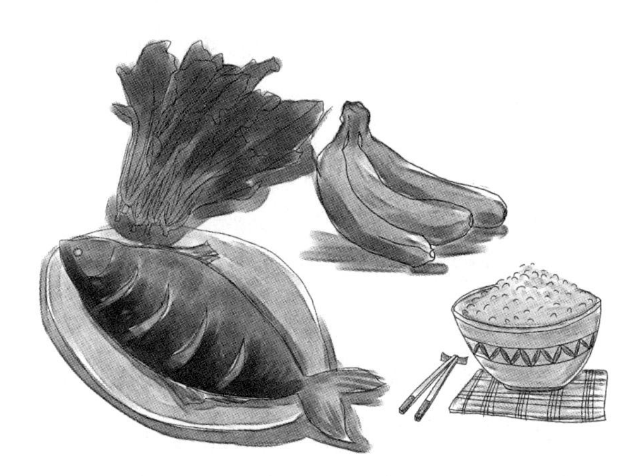

午餐要种类丰富、保证营养、吃七分饱

其三：晚饭吃少，不能不吃。古人说："晚饭吃少，吃精细的、容易消化的食物；管住嘴，少吃一口，能活九十九……"这话确实有道理。试验证明，晚饭提供的人体所需能量应占全天总能量的30%左右。晚饭与次日早饭间隔时间一般是12个小时左右，所提供的能量既要满足晚间走步与其他活动的需求，还要保证夜间睡觉的能量需求，所以晚餐在一日三餐中的地位也十分重要。

提示1：按时、定量吃饭，不能懈怠，不贪嘴。

提示2：晚餐花样多，干稀搭配，荤素搭配，易于消化。

其四：科学饮水，永葆平安。水是生命物体的重要组成部分，人体的新陈代谢是靠水的帮助，才得以顺利进行。如果人体缺水，则消化液分泌减少，食物消化受影响，食欲下降，血流减缓，体内代谢产生的废物积累，代谢活性降低，导致泌尿系统容易感染。如果缺水，人体就不能很好地调节温度，热平衡就会被打破，引发器官功能失调，危及生命。

提示1：健康的成年人每天需要直接饮水量是1200毫升，才能保证人体水平衡和正常的新陈代谢活动。日走一万步运动是中强度运动，体内消耗水分多，饮水量要适当增加，每天需要直接饮水1400~1500毫升为宜。这个数值不是绝对的，可以根据各自的身体情况，稍微有所增减。

提示2：科学分配饮水时间，不能一下子就喝掉1200毫升的水，这样会对身体有害。

提示3：应分开间隔逐次饮水，白天大约间隔30分钟喝一小杯，不能等口渴时再喝水，因为口渴是体内轻微失水的表现。

提示4：走前应喝100毫升温开水，走后应喝100毫升温开水

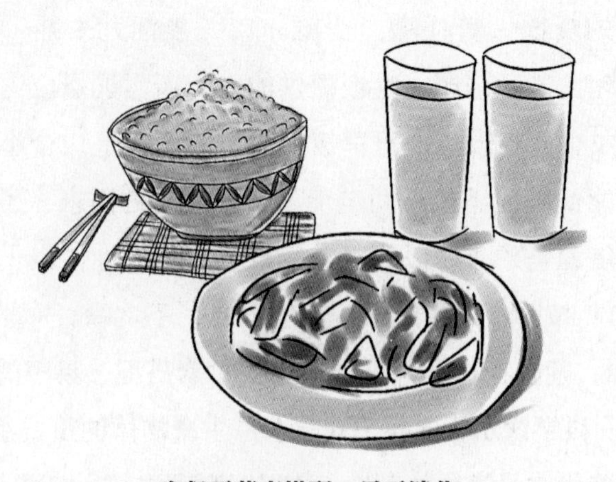

晚餐要荤素搭配、易于消化

或淡盐水。

其五：适当加零食，不能过多。有时走步锻炼的时间与吃饭的时间间隔很大，走前肚子很饿了，可以适当吃点零食，如巧克力、蛋糕等，以保证所需能量。

走步健身小提示

日走一万步体能消耗大，一定要把三顿饭吃好、吃舒服、吃及时，把水喝足，才能保证安全、有效。

观察天气

室外走步受气温、风、湿、雨、雪、雾、沙尘暴、雾霾与污浊之气的影响很大，所以需要良好的天气与空气质量做保障。走前、走中、走后都要密切关注天气与空气质量情况，及时调整地点、时间与方式，确保安全、健康。那么，怎么观察天气与空气质量情况适不适合走步呢?

其一：注意听天气预报及空气质量预报，早有防范，心中有数。长期坚持日走一万步就要随时收听天气预报，对气温、风力、雨雪的变化情况尽早知道，特别要对空气质量情况引起重视，避开危险时段，趋利避害。

其二：雾霾与雾天不宜户外走步。雾霾中的有毒物质的含量很多，对呼吸道、肺、眼睛、皮肤损害大。即便是城市里的普通雾成分也很复杂，有很多有毒害的化学物质混合在雾气里，人大量吸入后，对身体危害很大。

其三：下雨不宜盲目走。夏天多雷阵雨，预防雷电很重要，无论雨大小，都不宜外出走一万步。春、秋季遇到小雨，可以穿好雨衣、雨鞋，就近走完一万步。中雨、大雨则不宜出门走步运动。

其四：大风天有沙尘不宜外出走步。微风、小风，没有沙尘时，正常走步完全可以。如果刮大风，空气中沙尘飘浮严重，对人的呼吸道、眼睛损害很大，不宜出门走步。

其五：雪天不宜出门走步健身。下零星小雪，且地面没有结冰，不打滑时，在身体保暖的前提下，可以外出走步健身。如果下大雪，无论地面有无情况，都不宜外出走步健身。

其六：气温过高应避一避暑。在炎热的天气中走步健身，体内水（盐）分丢失严重，打乱人体热交换系统的平衡，心脏与血管的负担增大，容易发生中暑与心脑血管急症。所以，气温过高时暂时避一避暑，不要外出走步。

其七：寒冷天气需耐心等待，清晨不宜走步。寒冷天气，血液流动缓慢，气也不顺畅，四肢与关节僵硬，神经系统的工作也不在最佳状态。清晨外出走一万步很危险，应耐心等待，太阳出来以后，气温回升了，再出来走一万步也不迟。

其八：远离危险的“废气带”。现在城市里大量的工业废气、汽车尾气、生活用废气日排出量无法用准确的数字计算，这些废气中的化学成分极其复杂，或多或少地带有腐蚀性与毒性，按照废气比重大小，一般在距离地面1～1.5米高度的空气中浓度最高。如果没有足够的风力，很难把“废气带”吹散，所以在走步过程中，要应尽量回避在这个高度范围内呼吸。

其九：寻找替代场地，坚持日走一万步。如果天气、空气质量不好，也不要因此间断走步运动，可在室内、走廊、楼道、训练馆内、库房里走步。有条件的人也可以在走步机上走完一万步。

走步健身小提示

密切关注天气与空气质量情况，趋利避害是走好步的前提，不能不重视。

减少干扰

走步的主要目的就是健身，增强体质，提高生命质量。因此，只有减少干扰，集中精力走才能有效果、安全，才能在预定的时间内完成任务。那么，在每日走步的过程中，如何减少干扰，保证安全呢?

其一：关闭手机。走步时，手机是最频繁、最连续、最严重的干扰源。走步途中接听手机最影响走步效果。要明白一个健身道理，走步就是走步，为什么非要被手机“扰”呢? 是不是需要认真反省一下自己的行为呢? 日走一万步需要安静、专心、连续，接听手机时，呼吸乱了，步伐乱了，摆臂乱了，速度乱了，神经系统乱了……难道接听手机比身体健康还重要吗? 假如把手机放在家里，1小时不接听，地球能不转吗? 一切事情如常，千万不要自欺欺人了。

提示1：在走步健身的问题上你不认真对待，身体健康也就不可能认真对待你了。

提示2：确实担心有事，可以把手机设置成震动，等走完步后再处理也不迟。

其二：回避熟人，寻找暂时的安静，智慧养生。哲学家说："没有谁不让安静，静与非静完全在你的掌控之中……"户外走步途中，遇到熟人很正常，如果不理睬，说明你没礼数；如果理睬了，就会影响走步效果，这就需要动脑筋，巧妙回避熟人。

提示1：尽量早出或晚出，避免在人群出入高峰中出门走步。

提示2：巧妙选择走步场地，尽量减小见到熟人的几率。

提示3：一旦遇到熟人，象征性地、礼节性地用手势与表情打个招呼即可，不可过于亲近。事后解释一下即可。

其三：远离机动车，安全意识强。个别机动车司机不遵守交通规则，胆大妄为，是无形的"杀手"。

提示1：选择的走步场地最好没有机动车通行。

提示2：走步途中，眼睛、耳朵不要闲着，看到或听到异常的机动车声音，要及时做出反应。

走步健身小提示

要想使走步顺利进行下去，而且效果良好，要保持安静与清净，想方设法避免或减少干扰。

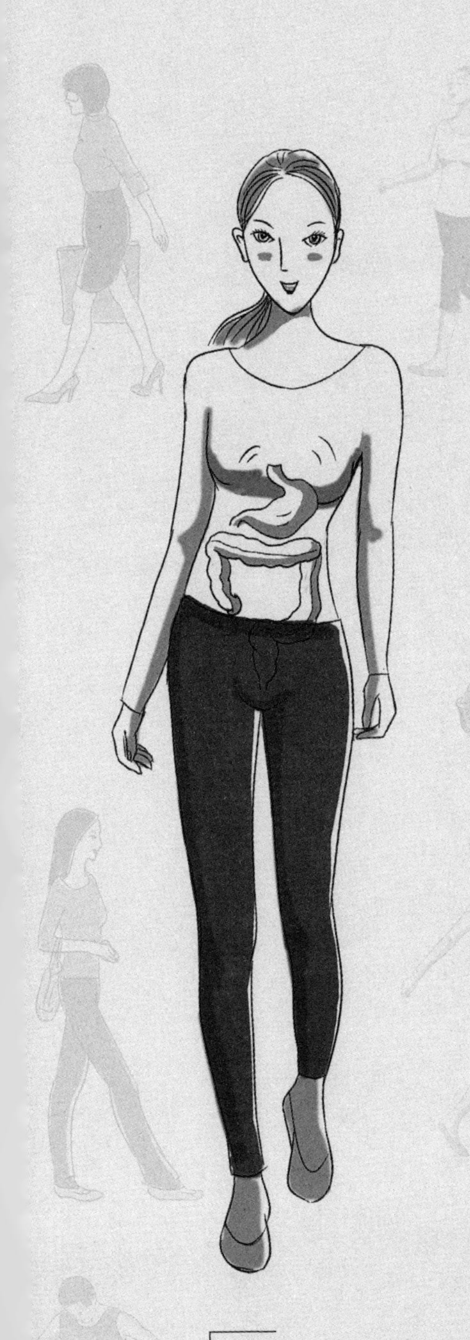

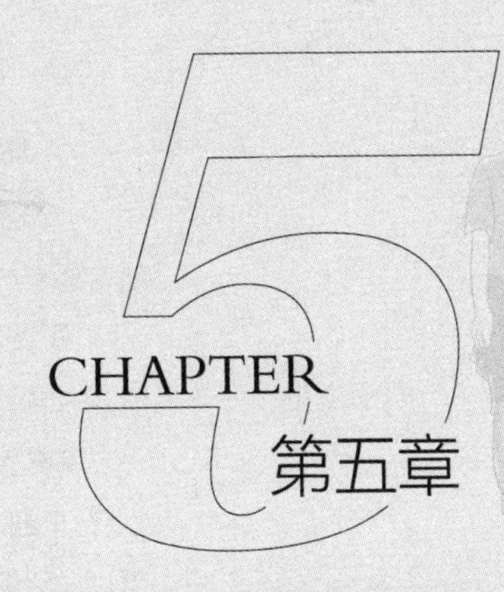

CHAPTER 5

第五章

调整日走一万步的心态

要想走步健身达到好的效果，调整好心态是必不可少的。那么，怎样的心态更有利于锻炼身体呢？本章内容旨在引导你一点一点调整好心态，进行快乐、平和、陶冶情操的走步锻炼，在锻炼身体的同时，也给心灵带来一次新的洗礼。

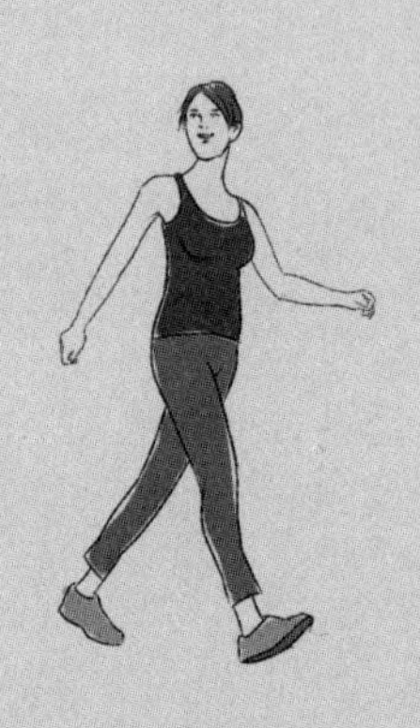

■本章导读

快乐从忘记开始

断舍离——这样放下心灵负担

不要带着欲望上路

内心强大才能遇事不惊

试着管理自己的情绪

五个细节做到与人为善

用心、用手、用眼去善待万物

解放思想，尝试接受新的事物

长寿之人都懂得装糊涂

快乐从忘记开始

仔细计算一下人生，长短有数，按照寿命72岁来计算，总共26280天，睡觉占三分之一，占去了8760天，还有17520天，减去婴幼儿时期不懂事的时间，减去65岁以后很难再干什么事的时间，真正的有效生命时间也就是8000多天，转眼就过去了。

这么短的生命，如果不快乐一些，还生气、找痛苦，还有好日子吗？人生快乐与健康最重要，保持生命质量维持在高水平的状态是根本大事。

日走一万步运动正是为了快乐、健康与高水平的生命质量。如果带着痛苦、烦恼、焦虑走，双脚是沉重的，脑子是杂乱的，不但不能体验走步锻炼的快乐，反而会使身体受到伤害。而快乐走步，双脚是轻松的，脑子是清晰的，最能使健身效果达到高水平状态。那么，走步时，如何保证快乐第一呢？

其一：要学会忘记不愉快的事。人生不愉快之事十之八九，快乐的事不是很多，既然不愉快的事多，就要学会忘记。如果脑子里储存着不愉快的事多，烦恼、忧愁、痛苦占据了你的记忆库，你还有好日子过吗？所以，聪明的人大多会快速忘记不愉快的事，把愉快的事情牢记在脑子里。当你脑子里涌现出来的事是快乐的时，你的心情也就会保持愉快、自然与轻松。为了保证走步时有一个快乐的心情，走步前要多想一些高兴的事，使自己心情愉悦起来，才能心神与双脚“共振”，走步才有“精气神”。

其二：要多想、多看大自然的状态，使自己也回归到大自然中去。人是自然中的人，离开了自然将是无法想象的。在走步途中，心里装着自然，看着鸟、云、花、草、水，那么你看什么都是愉快的，都是阳光的。如果你心中装着仇恨、烦恼，那么你看什么都是阴暗的，脚步也会沉重起来。

其三：要学会算人生的账。人要变得聪明起来，会算自己的生命账、活法账、幸福账。按照平均寿命计算，一般人大概能活72岁，快乐是一天，忧愁也是一天，为什么不设法让快乐的生活多一天呢？走步就要快乐，才轻松自然，达到天地人合一的状态。

走步健身小提示

走步时快乐是首要的，这是走步健身必须要遵循的。当你不快乐时，建议暂且停止走步健身。

断舍离——
这样放下心灵负担

人一生中最大的“心病”就是放不下，也就是太注重“名”与“利”。很多人吃尽了苦，受了无数的罪，拼命追求“梦想”，创下了宏图伟业，最终还是被“名”与“利”折磨死了。

在走步途中，如果放不下“名”与“利”，就相当于在自己的内心深处拴上了一块大石头，给自己的双脚套上了一个无形而坚硬的枷锁，这是走步健身的大敌，是降低生命与生活质量的恶魔。所以要保持清醒，不能执迷不悟。

多数人也知道在走步途中心中要放下“名”与“利”，嘴上说放，但内心却放不下，双脚依然那么沉重。那么，走步时，如何保证能真的放下呢？

其一：放得下的前提是不断学习，提高认识，明白最自然的也就是最和谐的，是适合自己的。人在自然的状态下，心情会无比放松，此时，人与天地浑然一体。如果把“名”与“利”夹杂进来以后，生活、追求、思想就会发生根本性的变化。现实生活中的“名”与“利”是个变数，今天你追求到了，明天还会有更大的“名”与“利”在向你发出诱惑信号，你还要去追。

古人说：“名利本虚无，自扰之……”古人说得很有道理，有些“名”与“利”根本不适合你，即便你追求到了，又有什么实际意义呢？自欺欺人罢了。

其二：放得下的基础是实事求是，知道最朴素的是最真的，就是我们要追求的。现在大家都讨厌伪造，都支持打假。在实际生活中，一些“名”与“利”带有很多虚假的成分，你明知道不真实，有水分，干吗还拼命去追呢？即便追到了，有什么快乐可言呢？累也好，痛苦也好，郁闷也好，都是你自己造成的。其实，返璞归真才是最真的、最自然的、最无遮掩的，才是最快乐的事。走步时，一定要把心中的“紧箍咒”砸碎，回到真实的生活中来，快乐与幸福正在现实中等待着你，走起步来也轻松、自然，气血顺畅，精神倍增。

其三：放得下的技巧是抓住最本质的东西，知道人来一世为了什么，怎么个活法才算对得起自己、对得起老祖宗、对得起生命。其实，人生最本质的是生命健康，保持生命质量在高水平上。其意思是，追求“名”与“利”之人必然损伤人体内的正气，正气虚，外来的邪气就会乘虚而入，招致病重，甚至归天短命。这样的人舍弃了最宝贵的生命，贪图虚无缥缈的“名”与“利”了，是最愚蠢的。

每日走一万步的人大多数是为了健康，为了提高生命质量，抓住了最本质的东西——健康与生命质量。有了健康，生命质量高，幸福感才强，才能长寿。现在还没有放下的人，应立刻毫不保留地把“名”与“利”丢掉，迈开双脚，快乐地走一万步去吧。

走步健身小提示

“名”与“利”是走步的绊脚石，不要无端耗费正气，碰得头破血流，要当机立断地踢开这些绊脚石，牢记健康与生命质量是无价的。

不要带着欲望上路

人没有欲望是不现实的，但要把握一个度。没有欲望，也就没有进步了。积极、向上、适度的欲望，给人以幸福、快乐、安全，是健康的心态，值得发扬。从健康的观点来看，没有止境的欲望，就是洪水猛兽，能把人毁掉。

我们要学会用连续的方法思考问题，如果欲望没有止境的话，一个欲望实现了，等待你的可能还是更难实现的欲望。欲望越多，烦恼越多，透支的越多，占用你与自然接触的时间越多，最终害得你没有机会、时间和心情寻味成功带来的喜悦之情。那有什么意义呢?

走步健身本来是轻松的、自然的、快乐的、简单的运动，你带着无数的欲望走步，心是累的，神经是紧张的，根本达不到好的健身效果。那么，走步时，如何才能做到欲望有度呢?

其一：要明白知足常乐，千金难换的道理。古人说：适可而止，乃大智慧……人的发展是有规律的，创业、成功、再创业、再成功，接着就是隐退，颐养天年。要承认客观发展规律，要知道什么时候进，什么时候退，硬撑着自己，欲望极度膨胀，最终要把自己胀的遍体鳞伤。

其二：要明白“生不带来，死不带走”的道理。其实，谁都明白这个道理，但是到了现实之中，面对具体的诱惑（金钱、美色、权欲、物欲）时，就会使人忘掉了健康与生命，变得贪得无厌了，最终整日心神不安，压力巨大，心中无法平静，烦恼、郁闷、焦虑日日陪伴你，身体每况愈下。

其三：要明白人生最宝贵的东西是生命健康与快乐幸福。当一个人为了追求无度的欲望，挖空心思钻营，表面上看是得到了一些东西，但是损害了身体，没有了生命质量，最终把真的快乐丢掉了。当人因为身体健康出了问题，对任何事情都无能为力了，生命还有什么意义呢？当你拼搏到了筋疲力尽、奄奄一息的时候，即便是金山、银山堆在你面前，又有何意义呢？天下的财富不可能让你一个人赚尽，天下的好事不可能都是你一个人的。上天是公平的，不良的欲望追求的太多了，生命健康与幸福快乐就相对会减少。

所以，在走步途中，要先把欲望忘掉，走得才起劲、才自然、才有效果。

走步健身小提示

欲望是无形的“杀手”，是影响走步健身效果的魔鬼，要彻底看清欲望的本质，不再执迷不悟了。

内心强大
才能遇事不惊

遇事不惊是心理素质好的一个基本标志，也是稳定情绪，保持心态平和的关键。

心理素质不好的人，遇到意外刺激以后，大脑电波会发生强烈地改变，甚至导致神经中枢失控，出现精神崩溃，严重时还会致人死亡。心理素质好的人，遇到意外事件，镇定自若。所以，具备遇事不惊的心态，不仅有利于健康，更有利于走步的健身效果。那么，走步时，如何才能做到遇事不惊呢？

其一：勤于思考，磨炼意志，凡事靠自己，明白“一分耕耘，一分收获”的道理，做自己的主人。平时要有意识地锻炼自己，做自己的主人，遇到事情多思考，让自己多吃点苦，不要有依赖思想，能自己干的事一定要自己干。只有克服重重困难获得成功，才会觉得幸福与满足。磨炼意志，要从一点一滴的事情做起，重视每一次问题的解决，绝不轻易放弃，哪怕是只有1%的希望，也要做100%的努力，越是困难的、阻力大的问题，越要努力，直到彻底解决。人们应该明白一个道理，良好的意志品质，不是上天赏赐的，而是靠自己锻炼出来的。

其二：相信事实，不要幻想，不违背常理。任何事情的发生，都有其自然规律，不要勉强，也不要杞人忧天，更不能抱怨世态炎凉，也不要有恐惧之心。无论发生什么事，哪怕是亲人之间的生离死别，也要用健康的心态去面对，要有勇气接受任何残酷的事实，幻想是没有用的，后悔也无济于事。惊恐万状，悲伤过度，不但不利于问题的解决，反而会增添更多的烦恼，加重问题的恶化。

其三：多读有意义的书，多了解社会，多体验生活，眼界开阔了，分析问题的能力提高了，斗志被激发出来了，胆量也就逐渐增大了。没有天生的懦夫，也没有天生的勇士。要做到遇事不惊，亲身实践是第一位的，多读一些有意义的书也是不可少的，多体验生活也相当重要。平时，要多读英雄人物的传记，读励志类图书，学习英雄人物面对生与死，面对常人难以忍受的苦与难，无形中感染英雄人物的英雄豪气、过人的胆识，以激发自己的斗志，笑傲人生。

所以，在走步途中，如果能做到遇事不惊，心态自然，走出的步子才有力，才坚定，才有朝气。

走步健身小提示

人生活在世界上，随时随地会遇到各式各样的事情，以什么心态去面对，完全取决于你的修养水平。

试着管理自己的情绪

道家认为，凡寿者，情绪皆恒定，这是自然之法。

古人说得很有道理，健康长寿的秘诀就是对发生的任何事情都能以平常之心去对待，既不大喜，也不大悲，情绪稳定。

心理实验证实，无论是大喜，还是大悲，情绪突然改变，都会引起体内磁场发生剧烈震荡或改变，使神经系统出现异常反应，干扰人的正常生理机能运转，久而久之，容易导致功能性的病变，引发高血压、脑出血、中风、癌症等。

日走一万步需要付出一定的体力，更需要具备良好的情绪，保持内心的独静，才能走出效果。那么，走步时，如何才能控制好情绪呢?

其一：笑对人生，以平常心对待人生突变。人的一生，可能要经历很多跌宕起伏的事情，有的事情可能令你心惊胆战，有的事情可能使你喜上九天。聪明的人懂得驾驭自己的情绪，宠辱不惊，以平常心对待所发生的事情，给自己以更多的自由回旋空间，巧妙地给“心”铸造一个弹性保护层，使它不至于受到过度冲击。仔细考虑一下，很多问题不是一时的快乐或一时的悲痛就能改变的，时间是最好的安慰剂。

其二：明白生活是什么，学会看透事物的本质，活在真实当中才是最根本的。当人把什么事情（如荣誉、地位、金钱、住房、待遇，等等）都看透了，也就无所谓了。学会看透问题的本质，并不是使自己颓废，而是让自己活得更轻松、更清楚、更淡定，需要加强内功的历练，才能增智慧，才能稳心神。如果能经常以人为镜，以史为镜，不断反省自己的过去与现在，以发展的眼光看待遇到的情况，分析发生的问题，喜也好，悲也好，都不能影响你的情绪，真正做到心静如水。其实，无论再多的喜，也只是一时；再大的悲，也会随着时间推移逐渐消失掉。真实生活就是普通的生活，鲜花、掌声、泪水都是浮云，还是现实一点好。

其三：要具备沉着、冷静、坚毅、自信、乐观的心态。一个人无论处在什么环境之中，无论遇到什么风雨与彩虹，只要坚守着自己的阵地，按照自己的风格行事，情绪上就不会有什么大起伏，更不会有什么惯性冲击。其实，成熟之人的标志是沉着、冷静、坚毅、自信、乐观。坚持日走一万步的人要不断地修炼自己，做到“难得糊涂”，装着看不见、听不着，使自己充分享受清净、无为、和谐的快乐，使自己在情绪稳定的状态中走步。

走步健身小提示

在走步途中，保持情绪稳定，以平常之心面对突发的各种情况的人，是大彻大悟之人，是深悟事理之人，是健康快乐之人。

五个细节做到与人为善

古人说的话很有哲理，如果嘴上说善，爱心不时刻装在心里，遇到事情以后，是不会有真正的善举与善言，反而使人更累、更矛盾、更纠结，甚至因条件反射，暴露出恶的一面，使人陷入被动之中。

人生活在社会中，离不开与人交往，人际交往是最难的事情，处理不好，心理不平衡，四面楚歌，处处是敌，不愉快的情绪随之而来，烦恼、怨恨、苦恼、报复、怀疑、敌视……

处理得当（与人为善，平等尊重，和睦共融），心理平衡，到处欢声笑语，亲密绕身，愉快的情绪反应马上到来，幸福感、安全感、归属感增强……

日常生活中，一些日走一万步健身者经常说自己能与人为善，可是当他们遇到事后，脑子不冷静，失去理智，干出愚蠢之事，最终的结果是损人害己，不但没有通过走步提高身体健康质量，反而影响了身心健康，得不偿失。

古人说："心不善者，多早衰，无善终……"

与人为善不仅自己快乐，他人也会快乐，"乐"加"乐"，其乐融融，心情才会舒畅，五脏才能安定，吃得香，睡得着，必定有益身心健康。可见，为人为善的处事之道对于人体健康是多么的重要。那么，日走一万步时，如何才能做到与人为善呢？

其一：要心善，多做有利于增加感情之事。俗话说："万事皆由心生。"与人为善不是说出来的，更不是装出来的，而是真正用心感悟出来的。如果心性达不到一定的境界，悟不出生命的意义来，善就不持久、不真实、不自然。所以，心善是最重要的，应始终装在心中。

提示1：要克服嫉妒，为人豁达。正确看待他人，客观评价自己，谦虚一点，绝对不苛求别人。

提示2：要少一些"私心"，多为别人着想。"私心"过重，遇到事情总是先利己，必然影响与他人的关系。

提示3：要明白"吃亏是福"的道理。斤斤计较，往往什么也得不到；大度宽容，无私无怨，往往有意想不到的收获。

其二：要眼善，多看有利于快乐之事。俗话说："眼睛是心灵的窗户。"眼睛看东西要多看善的一面，学会全面看事物，善于透过现象看本质，不能总看丑恶的一面。

眼神要充满着善意，给人安全、信任、和睦、友爱和诚实感，才能收到他人同样的反馈信息。如果眼冒凶（恶）之光，得到的往往也是他人的凶（恶）之光。你的心神就会散乱，情绪必然会受到干扰，气血容易逆行，五脏不调。

其三：要嘴善，多说有利于团结之话。俗话说："祸从口出。良言一句三冬暖，恶语伤人十年寒。"为人处世说复杂也复杂，说简单也简单。如果你想简单，就要注意说话的方式，要三思而言。因为话一旦说出去，就像泼出去的水，很难收回来，而且很多话传来传去可能变味，招惹是非，到时你无法解释清楚，闹得不开心。所以，开口必善，文明用语，以鼓励和赞扬为主，即便是批评人也要以温和的语气，使用商量的中性词句，千万不能侮辱人格，或带脏字。

提示1：不传闲话，管住自己的嘴。

提示2：不无中生有，实事求是，对事不对人。

提示3：不伤害个人感情，尊重人格是前提。

提示4：不乱发牢骚，注意场合、身份，讲话要客观。

其四：要耳善，多听有利于身心健康之话。别人说什么话，你管不了，也无权干涉，但是耳朵长在你自己头上，听什么话，你完全可以“管”。平时，应多听善意的话，多听有利于团结的话，多听有利于健康的话，多听高兴的话，远离是非之人，才能让自己的心真正安静下来。

其五：要躲着“是非”走。走步健身途中会遇到各种各样的情况，一定要远离“是非”之事，不与“是非”之人为伍，不随意看热闹，遇到麻烦绕过去，更不要参与。千万不要忘记走步运动的目的是快乐、健康、轻松，不是找气生，惹是生非。

走步健身小提示

走步途中要始终牢记与人为善，心中始终装着善，脚下才有根，才有力，才轻松，才自然。

用心、用手、用眼
去善待万物

根据对现代长寿之人的调查，发现他们有个共同的特点：善待万物，善良无私，恬静安然，无怨无恨……

其实，万物皆有灵性，你爱它们，它们就会加倍地回报你的爱，给你以无限的快乐。

走步健身更需要善待万物，因为走步一般在户外，身体就处于万物的包围之中。那么，走步时，如何才能做到善待万物呢？

其一：用心善待。要把自己看成万物中的一物，与之共处。人不是单个的人，是与万物有着密切联系的。人要能放得下躁动的心，不要太在意什么，也不能太注重面子，要把自己视为万物之一物，和谐地与周围的万物共处。要能容忍周围的事物，要对周围的万物献爱心，要学会欣赏周围美好的事物，千万不要孤芳自赏，盛气凌人，否则最终会使自己走向孤立。

其二：用手善待。要明白万物都有灵气，都是生命，只是生命的形式不同，不可随意摧残。世间万物经过几万年的演化，生存在地球上。有的动植物比人类出现在地球上的时间还长，它们有自己的语言，有自己的情感，它们与大自然是那么的和谐。人不能违反大自然的规律，随意摧残它们，甚至破坏了生物链，最终必然得到报应，害人害己。平时，看到受伤的动物，积极帮助治疗；看到歪斜的小树，扶正它；小草不要随意踩踏；不要故意踩死昆虫，等等。

其三：用眼善待。要学会观察，在万物身上寻找快乐点。现实生活中，只要你留心观察周围的万物，会发现很多惊奇的情景。花草的四季轮回，动物的季节行动规律，日月星辰的奇妙变化，农作物的生长周期，种子的发芽与生长，等等。只要你热爱生活，看什么都觉得新奇，都觉得有意思。所以，平时应该学会看周围的事物，懂得周围植物、动物的语言与情感，善于与它们沟通，从中感悟快乐与幸福。

走步健身小提示

既然我们是自然万物中的一员，就要放下高贵的架子，不能随意当“裁判员”，也不能轻易当“刽子手”，共存共生才是天道。

解放思想，尝试接受新的事物

信息时代，日新月异。大环境下，世界一体化的进程加快，新鲜的事物（人物）层出不穷。要放眼世界，与现代的生活步伐合拍，你才能感到生活越来越精彩，越来越有意思，才会更觉得生命的珍贵。

走步更多的时间是在户外，接触的新鲜事多，听到的新鲜话多，思想就不会僵化，也不会固执、守旧，因此要调整自己的思想，与时俱进，积极地、客观地认可与接受各种新鲜事物。只有这样才能眼界开阔，心胸坦荡，才活得津津有味。那么，走步时，如何才能做到与时俱进呢?

其一：开放自己，解放思想。墨守成规的人是不会有幸福感的，要使自己快乐，一定要开拓眼界，解放思想，多读、多看、多听、多亲身实践，努力使自己融入到大环境中去。要有“人在家中坐，胸怀五大洲”的豪气，大到国际形势，小到柴、米、油、盐都要关注，这样才会使你思维更加敏锐，看问题更加系统。但是需要注意的是，关心不等于烦心，烦心就消极了；关注不等于介入，介入就有麻烦了。

其二：要主动接纳高科技产品，享受其带来的便捷。现在生活中已经充斥着很多高科技的产品，如电脑、微波炉、电视机，等等。其实，科技与我们的生活密不可分。既然我们已经离不开高科技产品，就要调整心态，积极、主动地接受它们，并且有意识地享受它们，这样才能有利于保持身体健康，提高生活质量。

其三：尊重多样化，包容差异性。大千世界，正是因为人与人不一样，才构成了五彩缤纷的世界。有的人喜欢前卫，要从新潮的角度欣赏；有的人提前消费意识强，要从科学理财角度看待；有的人喜欢跳舞，就要从健身的角度看待，无论看到什么新鲜事物，都应该以包容、接纳的心态对待，万不可因为自己待在“井底”里，就看不惯别人，心理发生扭曲，干扰生活，影响健康。

走步是关乎身体健康的大事，与时俱进很重要，有的人需要使用走步计数器，有的人需要使用心率测量仪，有的人需要呼吸监测仪，有的人需要使用热量消耗记数仪，有的人需要血压测量仪，等等，主动接纳，正确使用，才能更好地保证走步的健身效果。

走步健身小提示

走步需要具备与时俱进的精神，这样才能充分享受高科技知识与产品给你带来的便捷与快乐。

长寿之人都懂得装糊涂

难得装糊涂就是告诉人要有包容之心，不要斤斤计较，以免生事端、惹是非、生闲气、耗真气……

俗话说："进一步万丈悬崖，退一步海阔天空。"

只要是在人群中生活，各种问题、矛盾会接踵而至，挡都挡不住，旧的去了，新的又来了，甚至是同时而至。如果事事较真，事事问个明白，只能使你气衰神凝，甚至早衰而亡。

聪明、长寿之人在非原则的事情上，特别能装糊涂，活得轻松、自然、快乐、幸福；愚蠢、短命之人在非原则的事情上，特别认真，活得痛苦、烦躁、郁闷、无奈。二者之差别显而易见，就看你做什么样的人了。

日走一万步需要耗费体力与心神，必须使心安静下来，才能走出健康，所以能装糊涂才是聪明之举。那么，走步时，如何才能做到难得糊涂呢?

其一：装看不见。生活中，在人们身边会遇到很多不顺心的事，遇到很多令你反感的人。面对这些，你该怎么办呢？逃避是不现实的，也是不可能的，有的人、有的事你根本无法逃避，只能面对与接受，为了保持良好的心态，闭上眼睛，或到外面转一转，装看不见是一种较好的选择。这才应了那句老话——“眼不见，心不烦，气不扰，脑不累。”

其二：装听不着。生活中耳朵的利用率最高，能听到很多话，好的、坏的、真的、假的、高兴的、悲伤的、愿意听的、不愿意听的，什么都有，有时你想不听都不行。这对人是个严峻的考验，要有一个原则，该听的必须要听，而且要认真、耐心地听；不该听的立刻离开，杂音不入耳，心才能静。

其三：装不知道。遇到抬杠的事，较真的事，家务纠纷，千万不要争得面红耳赤，要善于装不知道，装“小学生”，给对方留足面子，给对方找好台阶下，才能和平共处，免遭“攻击”。其实，有很多事情根本就没有对错，有时即便是分出来了又能怎样呢？争来争去有什么实际意义呢？只能闹得不欢而散，扰乱心情，影响健康。

走步的根本目的是锻炼身体，保持身心健康，更要学会装糊涂，才能专心走步，不受干扰。

走步健身小提示

难得糊涂不是谨小慎微地做人，也不是俗气与幼稚，更不是委曲求全地生活，而是一种大度和智慧，顺其自然，保持本真。

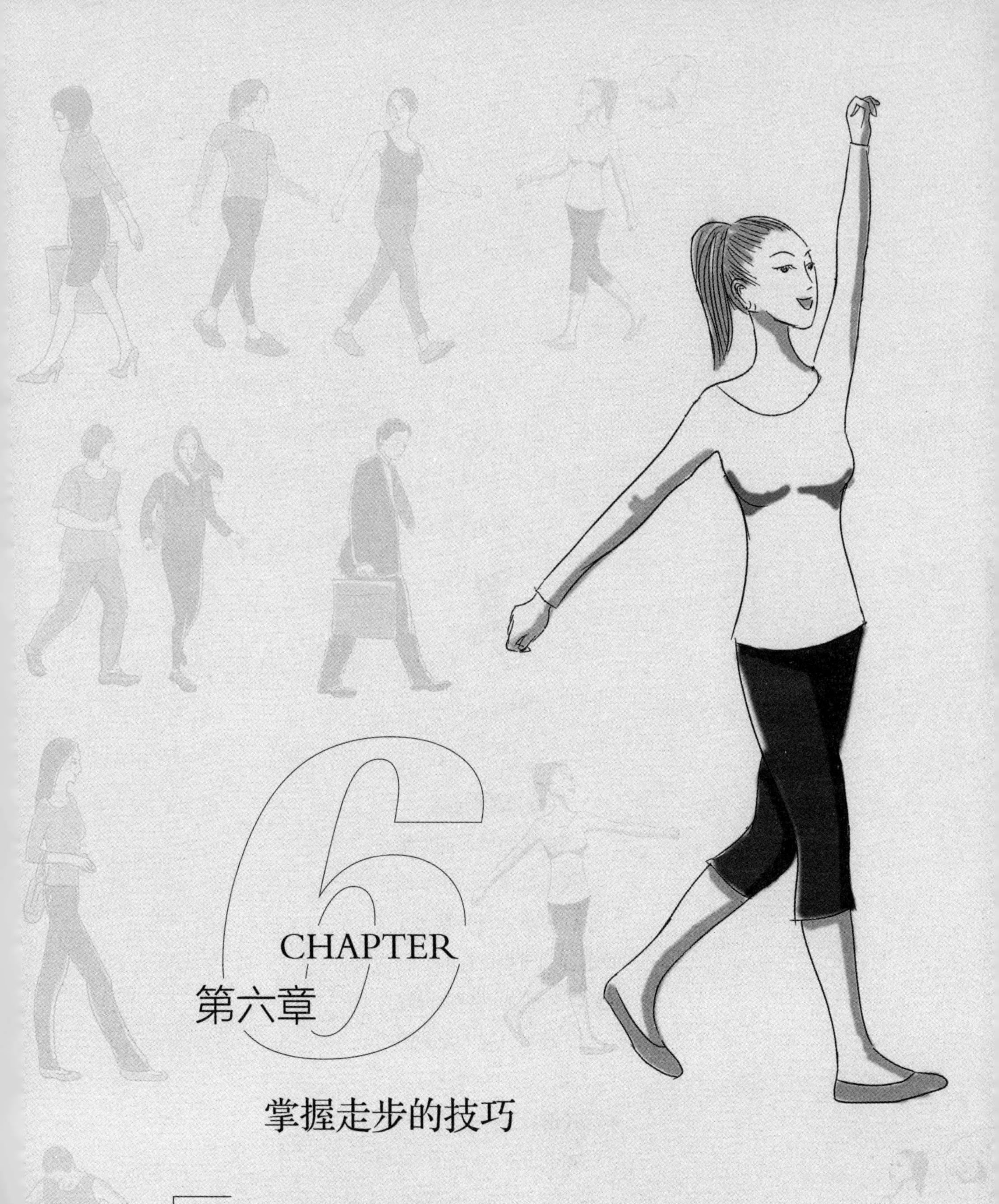

第六章 掌握走步的技巧

走步运动看起来比较单调，事实上它并不枯燥，我们有很多走步的技巧可以选择。通过阅读本章，你会详细了解走步的步幅、速度、摆臂方法、节奏的变换等多种小技巧，还可以选择不同的走步方式进行组合，给走步运动带来丰富多彩的变化和新鲜感。

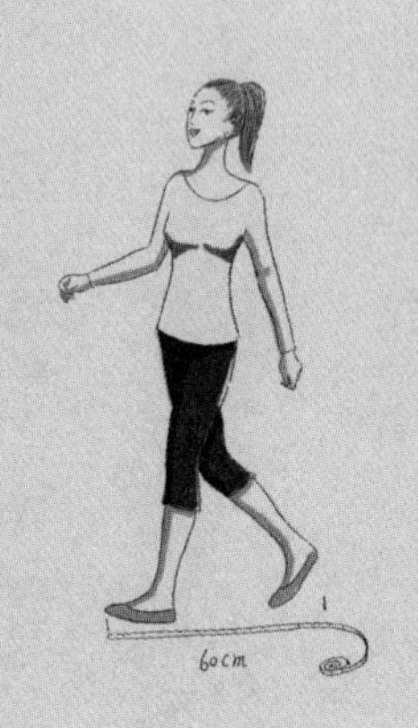

■本章导读

采取适合自己的步幅

摸索规律，确定步速

配合脚步，有节奏地摆臂

灵活变换节奏，保护心肺功能

集中注意力，做到心神合一

善于观察，融入真实情感

基础路线——直线行走

花式走步1——走步+拍打

花式走步2——走步+转弯

花式走步3——抓手指走

采取适合自己的步幅

每个人走步都有一定的步幅，相对固定下来很重要。因为日走一万步不是短距离（7000米左右），耗时约两小时。如果步幅不恒定，经常变化，会显得很乱，因而会进一步加重心肺功能的负担，甚至会发生体力透支的现象。

日走一万步是持续的走步，要反复摸索，一定要找到适合自己的步幅，这样才能感觉轻松、自然。那么，对于大多数人来说，如何把日走一万步的步幅固定下来呢？

其一：在自然的状态下测量步幅并记住数据。人在自然的走步状态下的步幅就是最适合自己日走一万步的步幅。测量方法如下：选择一条约两米长的沙地，或自制一条约两米长的“草木灰”、“石灰”地，自然走步经过这特殊的两米之地，而后停下来，用尺子量取前脚尖印到后脚跟印的距离，记住这个数据，就是你走步锻炼最合适的步幅。

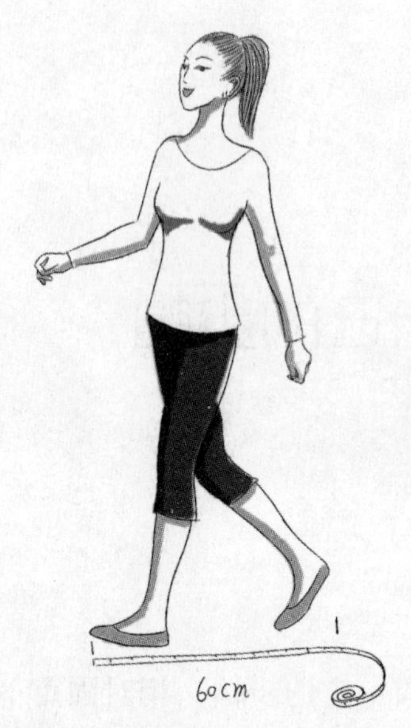

测量在自然状态下迈一步的距离

其二：男女有别，掌握最基本的步幅大小，做到心中有数。一般情况下，正常健康的成年男人，身高在1.70左右，步幅在0.75米左右。正常健康的成年女人，身高在1.60米左右，步幅在0.60米左右。65岁以上的健康老年人步幅大约是0.40米。

其三：步幅要自然，不宜刻意加大或减小。每个人的情况都不一样，步幅也不会有统一的标准，但应遵循一个基本原则：适合身高，不感到别扭，全身舒服。因为适合自己的步幅能使双腿迈开的跨度符合人体力学，使身体受力均匀，重心好控制，对关节、肌肉、骨骼伤害小，稳定性也好，呼吸、心跳也能保持在一定的范围内。

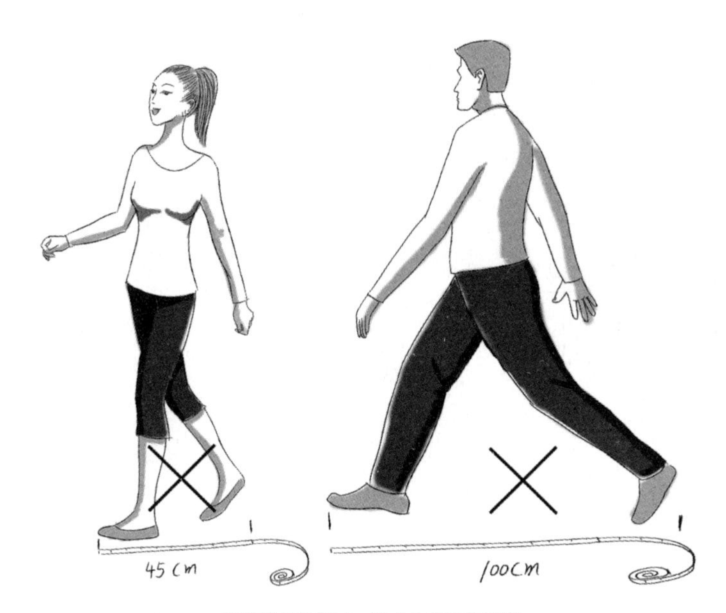

步幅刻意加大或减小都不可取

走步健身小提示

走步健身是持久的事，需要固定好步幅，不仅能随时掌握走步的距离，计算时间，还能保持走步的最佳姿势。

摸索规律，确定步速

走步运动是种中强度有氧运动，必须要有合适的、固定的步速。只有这样才能真正“走”起来，较好地消耗掉体内多余的能量，使心肺功能有所提高，肌肉、骨骼、关节得到锻炼。

俗话说：“物极必反。”如果步速太快了，超过了人体耐受的极限，就会使人受到伤害，适得其反，得不偿失。如果步速太慢了，达不到要求的强度，健身效果也无从谈起了。那么，如何确定合适的步速呢？如果固定好步速呢？

其一：知道基本范围，心中有数。人与人之间的差异很大，男女不同、老幼不同，因而并没有十分精确的步速标准。但是基本的步速标准还是有的，一般在80步/分钟～150步/分钟之间。无论你属于什么类型人，在这个范围内选择，找出适合自己的步速，还是比较安全的。

其二：摸索规律，确定适合自己的步速。每个人都有自己的步速极限。在极限范围内是安全的、健康的、有益的，一旦超过了步速极限，自我保护程序就会开启，身体自动“亮红灯”，提示你该降低步速。怎么解释“亮红灯”呢？

提示1：呼吸情况。如果感到呼吸急促、憋气、喘粗气时，就说明步速太快了。

提示2：心跳情况。如果心跳加快，而且杂乱无章，甚至超过了150次/分钟，就说明步速太快了。

提示3：疼痛情况。如果关节、肌肉、身体其他部位疼痛，或出现抽筋现象，就说明步速太快了。

提示4：神经系统功能发挥情况。如果大脑反应迟钝，不能很好地控制肢体时，就说明步速太快了。

走步健身小提示

固定步速对走步健身非常重要，要反复摸索，认真统计，从细微处感觉身体变化情况，最后确定好自己的步速。

配合脚步，有节奏地摆臂

走步过程中，如果能把双臂摆好，与双脚协调起来，就如虎添翼，走起路来特别带劲。

摆臂有学问，两个手臂一定要有节奏地进行有效摆动。双臂的摆动频度逐渐加大，摆幅尽量到自然摆不动为止，与迈腿的节奏合拍，让全身都“参与”进来，这样走步的节奏感才会强，给人以精神抖擞、协调稳健的感觉。

有些人不知道摆臂的重要性。走步时，或双臂如木头一般机械地摆动着，没有一点激情；或双手背后或插兜，借不上一点儿力；或手脚配合不一致，越走越累。

其一：与脚步频率保持一致，不能随意变化。走步不完全是双脚的事，是全身的事。这与双臂有直接的关系，因而正确摆臂是保证身体平衡、保持速度与身体重心的关键。只有双臂随着双脚的节奏同步摆动，才能体现出走步的身体美。

其二：提倡大摆臂，以达到最佳的健身效果。走步的目的是健身，全身各个部位都能通过走步得到锻炼，才是最好的结果。

具体方法：正常向前迈左脚，右手臂往上摆超过肩膀，一直摆到与头成一条直线（手臂与身体成角约180度），左手臂向后摆到摆不动为止。正常向前迈右脚，左手臂往上摆超过肩膀，一直摆到与头成一条直线（180度），右手臂向后摆到摆不动为止。

提示1：大摆臂能增加运动量，预防肩周炎、颈椎病、使脖子周围肌肉组织得到锻炼，防止其僵硬。

提示2：大摆臂很费力气，不一定走一万步摆一万次，可以间断地做大摆臂。

提示3：大摆臂占用的空间大，在人多、道路狭窄的地段不宜采用。

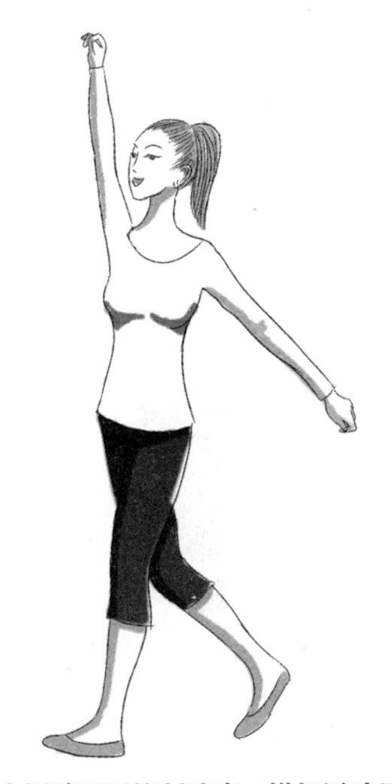

大摆臂可以控制速度、增加运动量

提示4：大摆臂消耗体力，可能影响走步节奏，要放慢速度，保持80步/分钟为宜，也可根据自己的情况，确定合适的速度。

其三：中幅摆臂，安全、简单，容易掌握。实践证明，中幅度摆臂比较适合走步运动，这既可以增加运动量，提高健身效果，还能使肩关节得到充分锻炼。

具体方法：正常向前迈左脚，右手臂往上摆到与肩膀同高（手臂与身体成角约90度），左手臂向后摆到摆不动为止；同样地，正常向前迈右脚，左手臂往上摆到与肩膀同高，右手臂向后摆到摆不动为止。

提示1：做中幅度摆臂时，感觉到腋窝有明显的拉力为好。

提示2：胳膊上的各个关节用力要适度，曲伸自如，不能生

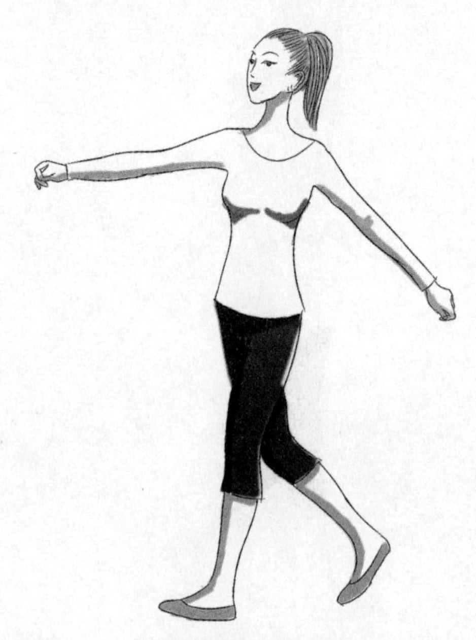

中摆臂较为安全、简单

硬、僵直，以免造成关节损伤。

其四：自然摆臂，随意自然。一万步的距离较长，不是花几分钟就能走完的。因此，人们在走步的过程中，不可能全程都采用大摆臂或中幅摆臂的方式来推动走步。这时需要自然摆臂（平时走路怎么摆臂走步运动中就怎么摆臂，只要手臂与身体保持不小于30度的摆动角度就行）来协助走步。

提示1：摆臂时，要前后摆动，向外或向内的倾斜角度不要过大，以免抵消“力道”，导致身体摇晃，失去重心。

提示2：要借力使力，多做有用功。走步途中，要注意掌握迈腿与摆臂瞬间的相互转换力道的技巧。技巧地运用好可以使走步变得轻松、自然、优美，同时还能节省体力，突出节奏感。

走步健身小提示

走步运动中的摆臂技术要掌握好。走步与摆臂协调、配合得好，“力道”才会恰到好处，才会自如地走步，不觉得累，运动效果更好。

灵活变换节奏，保护心肺功能

由于人与人的个体情况不一样，某种特定的走步节奏不一定适合所有的人，所以一定要有节奏上的变化才行。这是很认真的问题，要认真总结规律，找出适合自己的变化节奏，才能保证健身效果达到最佳状态。

有的人不知道变换走步节奏的重要性，一个节奏走到底，不是健身效果不明显，就是运动过量，伤害了身体。那么，什么情况下才能变化节奏呢?

其一：知道变换节奏走步的实质是什么，巧妙运用。变换节奏走步的实质只有一个——提高走步效率，达到最佳的运动效果。具体要领是在走一万步的过程中，根据身体情况适时变换步速、步幅、摆臂幅度，以适合自己的身体状况的变化。

其二：完全凭自己的感觉，确定变换节奏。这一点很重要，如果以恒速走完一万步后，没有一点汗，没有呼吸上的变化，心跳也保持正常次数，则说明运动量不够，需要立刻变换走步的节奏（可以在途中进行加速、匀速交替行走……）。多次变换节奏直到感觉到累、出汗、呼吸频率和心跳加快后，才说明达到运动效果了。

其三：参照他人的走步节奏，视情况改变自己的节奏。与他人一起走步，如果发现他人体质不如自己，或比自己好很多，就不能以他人的节奏走完一万步了，要适当提高（降低）速度与步幅，错开他人的节奏，以适合自己的节奏走完一万步，才是明智之举。

其四：密切注意呼吸、心跳，防止意外发生。变换节奏，特别是加快节奏以后，心脏和肺的负担会立刻加重，密切注意呼吸与心跳情况，不宜出现喘粗气、胸口发闷等现象。

走步健身小提示

变换节奏走一万步是一种灵活、简单、全面、实用的走法，适合各类人群，要细心体验、总结。

集中注意力，做到心神合一

古人曾说，心神合一，气血乃盈顺。

日走一万步属于中强度运动，需要调动身体各器官同时发挥作用，才能保证走好，达到健身效果。如果心里乱，不想着走步健身之事，神志恍惚，不集中精力，那么双脚是无力的，表情是冷漠的。这样走能有好效果吗?

古代养生者最忌讳的就是分神。他们认为走步分神后，经络不调，气、血乱象，流动受阻，有害健康。所以，主动到人少的场地健身，为的就是保证集中精力，以达到心神合一的境界。那么，在走步过程中，怎么才能做到心神合一呢?

其一：做到心中有数。走步运动需要大脑神经支配，脑子要时刻想着双脚的步速、步幅、出脚与收脚的前后顺序，保证“心”走在脚前头，控制好摆臂的姿势，调节好呼吸与心跳的次数，使其指标在正常值范围内。这样才能使全身各器官都积极地参与到走步过程中来。

其二：提前排除干扰，不给分神留机会。走步运动前，一要把手机关闭或放在家里，绝对不能被手机分了神。二要把收音机、录音机、MP4、画报、杂志、报纸放在家里，不能一心二用，以免两头耽误，什么也干不好。三要把乱七八糟的事暂时放下，工作问题、生活烦恼统统不要想了。要知道想也没有用，只能越想越烦恼，影响了走步效果。如果下狠心真正做到管住自己，让内心平静下来，那么就有可能进入走步健身的最高境界——心神合一。

其三：告诫自己当下属于走步健身时间，别的事情都可以先放一放。一天24小时，要科学地计划好，根据工作、学习、生活所需要的时间，巧妙安排好走一万步的时间。定好时间后，要告诫自己健康运动比什么都重要，因为生命健康没有了，一切都等于零。当预定的走步健身的时间到了后，就要立刻出去专心走步。一切都要给走步健身让路，除非遇到特别重大的、突发的紧急之事。

走步健身小提示

在心神合一的状态下走完一万步是走步健身的最高境界，会使自己真正感悟到走步的快乐，要追求这个状态。

善于观察，融入真实情感

走步不是双脚简单地做机械运动，而是调动各器官的全身运动。因此，在走步过程中，要积极、主动地观察万物，并把自己的真实感情融入进去。这不仅能使人思维活跃，精神饱满，还能达到天人合一的境界，有时甚至还会达到意想不到的效果。那么，走步途中，怎么观察万物呢？

其一：带着好奇与惊喜观察万物。世界是由万物构成的，五彩斑斓，到处充满着生机与奇妙。在走步过程中巧妙观察万物，能使人气顺血通，新陈代谢速度加快。

提示1：观察太阳，感悟到希望和生命。

提示2：观察月亮与繁星，感悟到宇宙的广阔无垠。

提示3：观察蜜蜂，感悟到劳动的辛劳。

提示4：观察牡丹花，感悟到一切总是美好的。

提示5：观察松树，感悟到生命常青。

其二：带着感情与理解观察事物。日走一万步途中会遇到很多事，有些事会让你感动一生，有些事会让你体会到人生的真、善、美。

提示1：观察互相搀扶的人，感悟到团结的力量以及人间真情。

提示2：观察喂养流浪猫、狗的人，感悟到爱无处不在，人与动物是那么的和谐。

提示3：观察救护车呼啸而过，感悟到生命的脆弱与短暂，感悟到珍惜生命的重要性。

提示4：观察孕妇，感悟到母亲的伟大以及新生命的力量。

提示5：观察立交桥，感悟到一切都要有秩序。

提示6：观察结婚现场，感悟爱情是永恒的。

其三：带着敬意观察人。在日常生活中，人与人的接触是在所难免的。走步健身途中，人们会接触到不同的人，看到人间百态。

提示1：看见一家三口在嬉戏，感悟到人生之乐。

提示2：看见急匆匆赶路的人，感悟到时间的宝贵。

提示3：看见相互搀扶的老人，感悟到爱情的真谛。

提示4：观察公园里的舞者，感悟到生活多姿多彩。

提示5：看见解放军战士，感悟到力量与安全。

积极、主动地观察万物是获得知识最直接的途径，更是感悟生活的最好的教科书。走步过程中，只有睁大眼睛，不断地观察，不断地感悟，才能使自己更加充实，更加平和地对待一切。

走步健身小提示

在走步过程中，能细心观察万物，并能从中感悟出有用的东西来，说明真正用心走步了。要注意安全，客观地观察万物，不要夹杂着负面情绪，更不要偏激，甚至动怒。

基础路线
——直线行走

直线行走是走步健身人群中采用最多的方式。这个方法简单，就是一条路线走到底，一般是家门—单位—家门或家门—公园—家门，线路熟悉，安全系数高。只需走步，没有任何“花样”。只要掌握正确的要领，一劳永逸。那么，走步途中，怎样才能做到以正确的姿势保证直线行走呢?

其一：姿势标准，使身体保持在自然、放松的状态下。直线行走的正确姿势是挺胸抬头，双眼平视前方，腰板正，四肢配合，协调用力，尽量放松身体，不要紧绷肌肉。

其二：大腿与小腿配合好，动作做到位。每向前迈一步，大腿都应向高抬，小腿尽量向前伸，尽可能调动更多的肌肉和骨骼参与走步。腿部均匀用力支撑身体平衡，不可弯曲、外扭或内倾。

其三：保持腰部用力均匀。行走途中，要注意保持腰部用力均匀，确保其稳定，不乱摇晃，以免损伤腰肌、脊椎。

其四：注意脚着地要领。双脚交替均匀，轻放全脚掌，使其与地面接触时有一个瞬间“抓地”的动作，另外，脚趾要有意识地内收。无论落哪只脚，都应尽量使其保持在直线上或直线边沿，防止出现“外八字”与“内八字”脚，影响走步效果。

其五：调整呼吸。走步时，呼吸一定要自然，要用鼻子呼吸，不要用嘴呼吸，尽量做到吸气时稍用力，把气吸满，吐气时要自然，把气吐干净，呼吸的节奏与步伐的节奏要配合协调。这样才可以满足体内对氧气的需求，才能缓解走步带来的疲劳感。

走步健身小提示

直线行走一万步虽然方法简单，但在实际走步过程中因克服错误的动作而需要付出大量心血。这需要人们做好充分的心理准备。

花式走步1
——走步+拍打

在日走一万步健身运动中，如果能稍微增加点“作料”，变换点“花样”，效果会倍增。

实践证明，拍打就是不错的“作料”与“花样”，可以尝试着体验。在找到适合自己的拍打节奏后，应坚持下去。

拍打着走是一种传统养生方法，是简单、易行、安全、实用的复合型走法，综合健身效果较高。具体方法：在走步途中，暂时选择一个不摆臂的时间段，在不影响迈双脚的前提下，根据要拍打的部位，控制两臂活动，用手掌以适度的力量拍打头、脊椎、肩、胸、手臂、腹、腰、脐周、尾骨、后背、大腿等各部位。那么，走步途中，怎么拍打着走呢？

其一：掌握要领，走而不乱，打而不伤。根据经验，拍打着走的速度、手的形状与拍打力度是关键。具体要领：保持低速，大约是80步/分钟，左、右手的五指并拢成半弧形，然后适当用力，有节奏地拍打身体各部位。如果需要全身拍打，则顺序是先上后下，再下而上，由前到后，循环往复，只要手掌能接触到的部位尽可能不要遗漏。

提示1：时间。一般来说，如果是预防疾病式拍打锻炼，时间可以控制在20分钟左右。如果是康复式锻炼或配合治疗式锻炼，可以根据病情决定拍打时间，但不宜全程一直拍打着走。如果需要长时间拍打，可以走完后在整理运动恢复身体阶段继续拍打。

提示2：力度。拍打一定要有力度，以感觉轻微疼痛为宜，这样才能把穴位与经络震动起来。如果没有一点疼痛感，说明力度不够。但也不能用力过度，以免伤害身体。

其二：安全第一，不能影响走步的节奏。拍打着走虽然是复合式健身运动，但一定要注意在保证顺利走步的前提下拍打。所以走步与拍打的节奏很重要，应认真摸索经验，找出规律，配合好才对。

提示1：拍打过程有学问，先轻一点、慢一点，找到感觉后再逐渐加重、加快。但无论怎么加重，用力都要均匀，应以身体能承受为宜，千万不要用力过猛。

提示2：正常走步，身体不要僵硬。

提示3：当出现呼吸急促、胸闷等情况时，应及时调整。

提示4：放下心事，达到忘我的状态。

提示5：要穿合适的衣服，不宜穿坚硬、厚重、扣子过多的衣服。

走步健身小提示

在走步的途中，如果能适时地增加拍打运动，那么不仅能增强健身效果，还能起到预防疾病的作用。

花式走步2
——走步+转弯

转着弯走是走步途中较常见的走步方法之一，适合各类人群。走步+转弯是种复合式运动，其优势十分明显，主要有：无地域限制；锻炼脑中的平衡系统；纠正平时走步时身体向一侧倾斜的毛病，逐渐使两脚、两腿受力均衡，避免身体一侧的关节、骨骼磨损严重；相当安静，容易形成规律。

据了解，目前有大约60%的人采用走步+转弯的形式来完成走步运动，这足以说明此法深受人们的欢迎。那么，走步途中，怎样才能做到转着弯走呢？

其一：根据场地大小，确定弯的大小。由于场地不确定，有的大有的小，此时可以根据所处的环境确定弯度，甚至可以选择圆圈型。无论什么弯，最好不要急转弯，也不能转大弯，过大的弯就等于直线了，可能就无法锻炼大脑神经平衡系统功能了，也无法纠正偏向一边走步的毛病了。

其二：圆圈路线要谨慎，不能过小。如果选择转圆圈走，圆圈的直径应在15米左右，这样才能保证走得开。直径不宜过大，直径超过50米的圆圈几乎感觉不到转弯，达不到特殊的健身效果。直径也不能小于3米，直径太小了，无法施展，速度快不起来，晕头晕脑，万一摔倒后果严重，另外，使人感到枯燥，情绪难以控制。

其三：如果带着一定的目的走，要预先设定好怎么走。如果为了预防疾病，或矫正错误姿势，确定了适合的圆圈后，应保持中速（20步/分钟）走，或根据自己的情况确定速度，逆时针走6圈，而后再顺时针走6圈；再逆时针走6圈，再顺时针走6圈，如此循环往复，预防、矫正、健身效果都明显，一举三得。如果只是为了矫正偏向一边走步的话，可以采取独特的持续走法，效果明显。

提示1：矫正向右侧偏，应持续逆时针绕圈走完一万步，直到矫正过来为止。

提示2：矫正向左侧偏，应持续顺时针绕圈走完一万步，直到矫正过来为止。

其四：集中精力，记好步数与时间。转着弯走容易记混步数与时间，特别是转的弯过小时更容易混淆，应提前准备好电子计步器和手表，看好时间，采取闹钟提示或计步器声响的办法结束走步。如果采取心记法，要使心静下来，不要胡思乱想，更不要急躁，以免记混乱。

走步健身小提示

转着弯走灵活、简单，不仅适合用脑过度的人群，更适合有晕车、晕船、平衡能力与灵活性差等问题的人群，一举多得。

花式走步3
——抓手指走

中医认为，人五指指尖的经穴与内脏有密切的关系，如果某一个指尖感到特别疼痛时，表示与此经穴相关的内脏出了问题。小指痛的人可能是小肠或肾有问题了；无名指疼痛的人可能会出现感冒、喉痛或头痛等症状；中指疼痛的人可能是心脏或肝脏出了问题；食指疼痛的人可能是胃、大肠、直肠有问题了；拇指疼痛的人可能是肺部有疾病。

现代中医认为，十个手指的确能够暗示一个人的健康、生育能力，甚至能预见到患心脏疾病、乳腺病、肾病、颈椎病、循环系统与消化系统等疾病的几率。

在走步途中，如果能配合进行抓手指练习，走步效果会倍增。那么，走步过程中，如何进行抓手指练习呢?

其一：做好准备，按要领操作。走步过程中，均匀呼吸，集中精力，准备就绪后，开始抓手指。

提示1：直接、自然地抓手指。双臂自然摆动，左、右手的五指各同时用力攥成拳头，停顿5秒钟后，用力伸开，反复60次。如果情况允许，可以一直“抓——放——抓”，直到走完一万步为止。

提示2：均匀用力，对敲手指。小臂抬起，掌心相对，让左右手的五指相对，而后均匀用力，互相敲击。这是一种很简单的锻炼方法，既刺激了手指上的穴位，又锻炼了手指的灵活性，还能通络化瘀（血脉可以通到四肢末梢），疏肝理气，刺激脑神经。

提示3：适当加力，有规律地甩手指。双手自然下摆，边走边适当加力，反复甩动手腕约10秒钟。

其二：用力均匀，注意安全。为了防止伤及手指，开始练习前，应认真学习动作要领，不能过于随意，否则会影响健身效果。

提示1：要特别注意手指、掌心、手背、手腕的疼痛感。一般来说指尖穴位不痛，不会有效果，所以需要对指尖穴位刺激更强一点，但用力也不可过大，只要有明显的痛感就可以了。

提示2：要循序渐进，用力要先轻后重，逐渐增加力量，直到能接受的最大限度为止。

提示3：均匀呼吸，不要屏气。

提示4：要注意安全，不能影响走步姿势，以免发生意外。

走步健身小提示

坚持练习一段时间后，如果手指穴位的疼痛感减轻，则提示身体的健康状况在逐渐好转；如果手指穴位按压效果反应迟钝，则提示已产生穴位疲劳，要再加大力度。

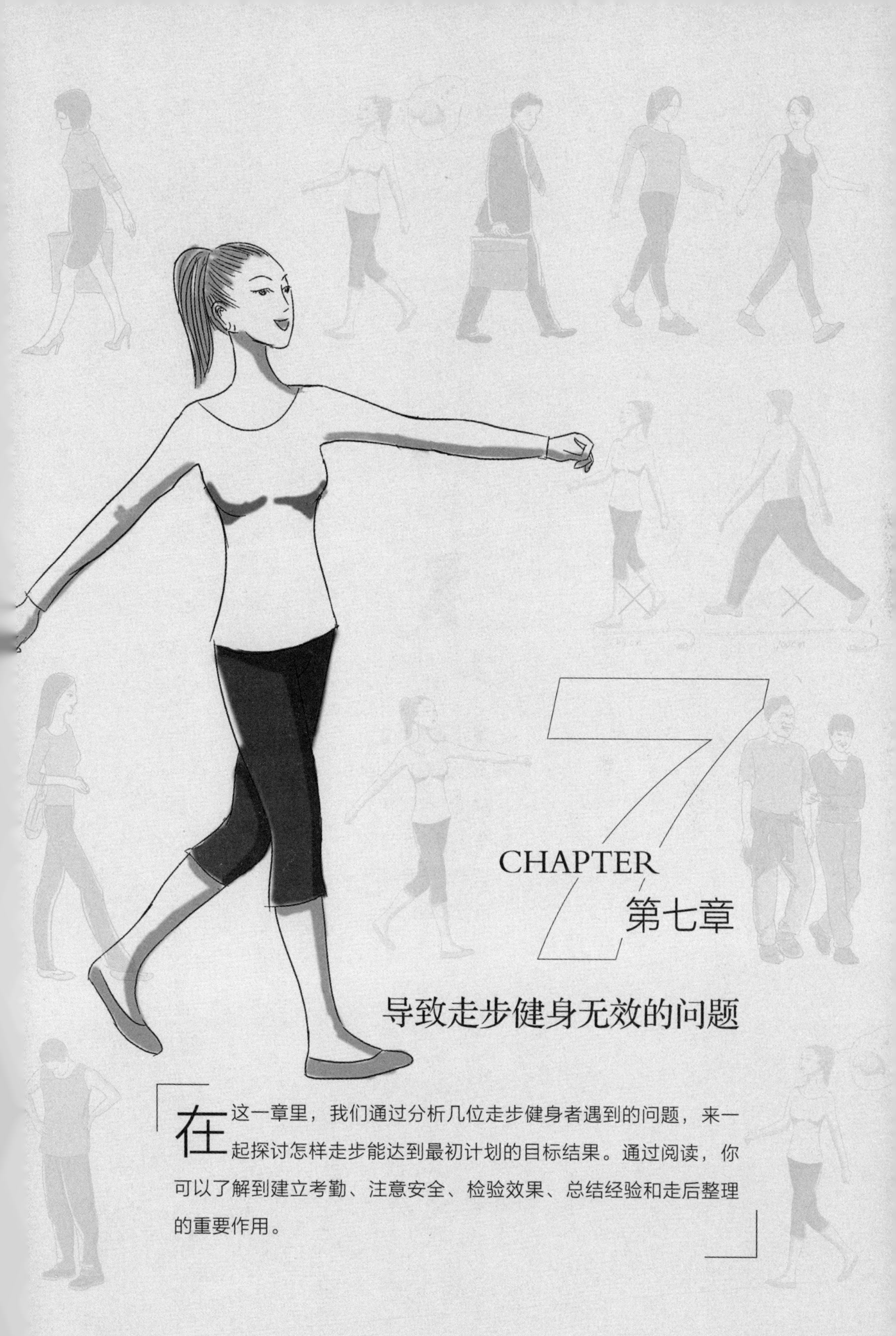

CHAPTER 7 第七章

导致走步健身无效的问题

在这一章里，我们通过分析几位走步健身者遇到的问题，来一起探讨怎样走步能达到最初计划的目标结果。通过阅读，你可以了解到建立考勤、注意安全、检验效果、总结经验和走后整理的重要作用。

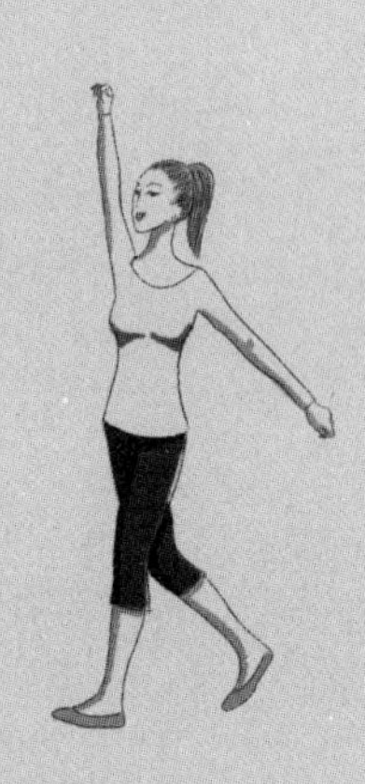

■本章导读

忽视走步后的整理运动

缺少考勤制度

没有定期检验效果

欠缺十种安全意识

忘记总结经验

忽视走步后的整理运动

很多人在长时间走步后，会出现乏力、头晕、恶心、呕吐、眼睛流泪等不舒服的症状。这是因为他们没有进行走步后的整理运动。下面我们来看看与江老师的经验交流。

采访时间：2013年11月6日20点10分

采访地点：北京什刹海野鸭岛

采访人物：江老师（女，47岁）

交流走后整理运动的经验

李澍晔：江老师好，看您每日都来这里走一万步，身体一天比一天好，真为您高兴。

江老师：3年前，听了您的《日走一万步》讲座后，我就开始主动出来进行日走一万步的锻炼了。锻炼一段时间后，我发现身体确实好了很多，不爱感冒了，不爱困了，不便秘了，全身不难受了，眼睛有神了，双脚也有力气了。看来走与不走还真不一样啊。现在走步已经成为我生活中的一部分了。听说走步健身结束后，还需要整理，您能不能讲一讲整理什么呢?

李澍晔：好啊。每天走完一万步以后，确实需要做恢复整理活动，否则很容易引起身体不适或发生意外。通常人在进行长距离走步后，四肢的血管会扩张，血液循环明显加快，在肌肉有节奏地收缩和放松以及胸廓的作用下，使血液从四肢和腹部迅速地返流回心脏。如果锻炼后不进行整理活动，而是突然停下来，身体就会出现问题。由于下肢肌肉对静脉血流的推动作用突然减弱，大量血液积聚在下肢血管中，造成心脏回流血液减少，同时迫使心脏排血量也相应减少，从而导致脑部血液暂时供应不足，轻者会出现头晕、无力、呕吐、恶心、喉咙难受、眼睛流泪等不适感，重者会出现昏迷等症状。因此，每天走完一万步后，不要马上坐、卧，一定要做放松整理活动。最简单的方法是走步速度要逐渐慢下来。走步运动结束后，要逐渐放慢脚步，直到恢复到正常的步速，再慢走几分钟，以便让心脏供血量不至于突然发生变化。反复做几次深呼吸，感到心跳速度正常了，身体平静下来了，才能坐下休息。

江老师：看来整理运动真得很重要。那在进行整理运动时，对饮水有什么要求吗?

李澍晔：确实重要，恢复整理活动不止这些，还要注意不能大量饮水。一些人走步结束后，汗流浃背、口干舌燥，找到凉水后就一饮而尽。殊不知，这对身体的伤害非常大——增加心脏和肾脏负担、损害大脑、引发胃肠痉挛等。那么，走步结束后，该如何正确饮水呢？一要少喝。如果实在渴得不行，可以喝约200

毫升的白开水，以补充体内所需的水分。二要勤喝。第一次饮水30分钟后，可以再分几次慢慢饮水，每次控制在100毫升左右。三要喝温水。温水对肠胃不但没有刺激，还能起到保护肠胃的作用，特别是水的温度在25～30℃之间时最利于人体吸收。四要适当喝点淡盐水。走步结束后，如果出汗较多，可以少量饮用淡盐水，以补充丢失的盐分。

江老师：走后饮水还这么有学问啊！我一般是利用下班时间走一万步，走完后进家门就吃饭，这对身体健康有影响吗？

李澍晔：走后不能急着吃饭。走步运动时，血液多集中在肢体肌肉和呼吸系统等处，消化器官血液相对较少，消化吸收能力比较差，如果走步运动结束后马上吃饭，会给消化系统构成负担，造成消化功能紊乱，引起消化道疾病。另外，走步运动刚结束，身体还没有完全平静下来，此时吃饭，不利于吸收食物中的营养。因此，结束后需要经过一段时间调整，当消化系统功能逐渐恢复正常后再吃饭。那么，日走一万步运动结束后多长时间吃饭好呢？一要耐心等待。走步运动结束后，如果饿了，一定要耐心等待30分钟，等消化机能恢复正常之后，再开始吃饭也不迟。二要调整时间。饭前30分钟，不应进行剧烈运动。因为饭前走一万步，肚子里是空的，很容易饥饿，会消耗掉体内大量的能量和营养素。三要利于吸收、消化。休息30分钟后，进食前应先喝热汤，暖暖胃，饭菜以清淡、可口、便于消化的食物为主，避免大鱼大肉。四要远离冷食。走步运动结束后，消化功能恢复正常需要一段时间，此时如果吃冷食，对肠胃刺激更大，容易造成胃穿孔、胃出血、胃痉挛。

江老师：看来走步运动后马上吃饭真的对身体不好，以后我要注意了。有时我晚上出门走完一万步后，时间很晚了，进屋就上床睡觉，对不对呢?

李澍晔：不对，晚上走步结束后，不能急着睡觉。日走一万步运动结束调整约30分钟后，大脑会分泌出一种抑制兴奋的物质，它有利于帮助人们迅速进入深度睡眠，缓解疲劳。如果临睡前运动过量或走步结束后立刻就躺下睡觉，会令大脑兴奋，中枢神经的支配功能处于较高的应激状态，反而会影响睡眠质量。即便睡着了，也会不停地做噩梦。所以，晚上走步运动结束后，等待一段时间睡觉才是正确的。走步结束后，如何准备入睡呢?一要适当休息，一般来讲，睡前轻微运动30分钟为宜，运动结束休息30分钟后再睡觉，这样人将很容易进入深度睡眠状态，从而有利于提高睡眠质量；二要温水泡脚，晚上走步结束后，用温水泡脚30分钟，以身体微出汗为宜，此时上床休息，能使人迅速入睡；三要调整时间，如果你有睡前走步健身的习惯，就要认真调整一下时间，争取早1小时出门走步，尽量在入睡前1小时前进门，休息30～50分钟，等身体彻底平静下来以后，再上床休息；四要消除片面认识，有些人片面地认为，运动量越大、越累、出汗越多，晚上睡得就越香，其实这是没有科学道理的。只有适当地运动，才能有利于提高睡眠质量。

江老师：看来走步运动后马上上床睡觉还真不好。那么，走步后立刻给发热的身体降温，对吗?

李澍晔：这更不对了，千万不能急着降温。一些人走步运动结束后，全身燥热，想方设法给身体降温，如吹电风扇、进入空调室或在阴凉的风口处乘凉，甚至立即游泳或进行冷水浴。其实，这对身体健康十分不利。

江老师：能具体说一说危害吗？

李澍晔：走步运动结束后，马上给身体降温，会带走身体很多热量，使皮肤温度下降过快，会引起面部神经麻痹、口鼻歪斜、呼吸道抗病力下降，此时寄生在呼吸道内的细菌病毒会大量繁殖，极易引发伤风感冒、咽喉炎、发热、气管炎等疾病。走步运动结束后，如果在全身有汗的情况下，立即游泳或进行冷水浴，会因肢体温度和水温相差过大而易发生小腿抽筋等症状。走步运动结束后，无论多热，也不能马上给身体降温。那该怎么做呢？一要及时擦干汗液。用干净的毛巾先擦干汗液，等汗消了，自然就凉快了。二要避免受风。走步运动结束后，身上都是汗，毛孔张大，此时如果受风，容易使寒气入体，从而引起感冒、发烧等病症；如果风吹在脸上，容易造成面部神经麻痹。三要冲温水澡。其实，用温水冲澡是降温的最好办法。当身体逐渐平静下来以后，汗也没有了，冲一个温水澡，换上干净的衣服，再舒服不过了。四要保持心静。俗话说："心静自然凉"，走步运动结束后，如果感到燥热难耐，应该先让心平静下来，口中默念30遍"不热"，想一想雪山，祛除杂念，这样一会儿就会使热感减轻了。

走步健身小提示

走后整理很重要，是走步运动的一部分，无论多忙、多累、压力多大，都要把整理活动完成好。

缺少考勤制度

从下面张老师的故事中，我们可以看出没有考勤地、随意地进行锻炼时，往往达不到理想目标。坚持记考勤是帮助走步者坚持锻炼十分有效的办法，尤其适合意志力差、懒惰和刚开始采用走步健身的人。

采访时间：2013年11月2日20点09分

采访地点：北京什刹海后海观海亭

采访人物：张老师（女，41岁）

交流有关考勤制度的经验

李澍晔：张老师，您今天怎么穿高跟鞋就出来走步运动了啊？

张老师：今天我就不准备走一万步了，主要想找您说一说我走步的效果问题。我走了有半年了，怎么还是老样子，仍然这么瘦，还很怕冷，特别焦虑。是不是我走步的方式不对呀？

李澍晔：您先不用着急，慢慢地说一说是怎么走的。是风雨无阻都出来走吗还是间断地走呢?

张老师：我可没有这毅力。赶上天好，高兴了出来走一万步，不好的话，就躺在家里的沙发上看电视剧。反正家里就我一个人，我随意惯了。

李澍晔：难怪您的走步运动没有效果。您并没有真正做到日走一万步。这种“三天打鱼，两天晒网”的走步方式并没有使身体各个器官得到锻炼。其实您知道走步健身的重要性，也有日走一万步的行动，但就是没有监督。没有监督，自觉性又差，能走出好效果来吗? 监督自己日走一万步最好的办法就是记考勤+多方位监督。这样会变被动为主动，以便形成日走一万步的习惯。

张老师：记考勤与监督这么重要吗? 那么，具体要怎么记考勤和进行多方位监督?

李澍晔：记考勤与多方位监督都重要，但这只是被动的方法，只适合意志力差、懒惰、刚开始采用走步健身的人。当真正把走步运动视为生活中必需的事情后，就不必要记考勤和多方位监督了。尽管被记考勤、被监督的日子很难受，但还是要坚持。

记考勤：一要认真全面，不能自欺欺人，走步时间、走步地域、走步距离都要记。二要专本专记，找一个专门记录走步的本子，因为要是本子什么都记的话，就显得不严肃，也不会引起重视了。三要及时记录，走完就记，没有走也记，以免忘记，最后成了一本糊涂账。四要制定惩罚制度，即当缺勤时，该怎么惩罚自己，这样就能起到一定的约束作用。为了保证考勤准确、真实，可采取双人记法（走步后，家人或朋友和自己同时分别记录考勤），这样就能保证考勤的真实性，对自己也是一个无形的监督与促进。

考勤记录样表

时间	走步地域	走步距离	备注
××年××月1日	北海公园	5圈	
××年××月2日	什刹海	3公里	
××年××月3日	/	/	没走（家庭聚会）
…	…	…	…

监督：监督走步运动的方法有很多，一是自己我监督；二是家人监督；三是朋友监督；四是手机提醒监督；五是闹表提醒监督；六是自我监督，自我惩罚，自我批评，自我警示。

最后提醒两点，一是为了保证记录好考勤，可以在家里的明显位置挂一张走步出勤表，每天用不同颜色的笔记录出勤情况，这样警示效果会比较好。二是不要怕挨批评，更不要不认账，立好的规矩应坚决执行。

走步健身小提示

为了保证日走一万步能顺利坚持下去，克服懒惰，形成好习惯，坚持记考勤与做好监督确实是一种好方法。

没有定期检验效果

有些时候，在进行一段时间的走步运动后看不到理想的成果。针对这个问题，我们可以通过定期检验效果来解决问题。下面，通过和曹老师的交流，我们一起了解应该如何检验效果。

采访时间：2013年11月3日21点11分

采访地点：北京什刹海银锭桥

采访人物：曹老师（女，52岁）

交流检验走步效果的经验

李澍晔：曹老师好，您今天走一万步的任务完成了吗？感觉怎么样呢？检验走步效果了吗？能谈一谈体会吗？

曹老师：没有什么体会，也没有检验走步效果，就是乱走，每天完成一万步的任务就万事大吉了。有时候感觉自己苗条了，有时候感觉很累，有时候感觉第二天起床后没有精神……说不准，不管这些了，反正坚持日走一万步错不了。

李澍晔：不能这么说，走步虽然是相对安全的健身运动，但是如果走得不正确，也可能会伤害身体。走步的主要目的是增强体质，提高免疫力，改善生命质量，因此认真检验走步效果极其重要，是走步运动的一部分，应受到高度重视。

曹老师：以前我真不知道走步还要检验走步效果，只是为了完成任务而走步，没有想那么多。应该怎么检验走步效果呢？

李澍晔：检验走步的效果非常重要，例如您买了新衣服，穿上以后一定会看一看合适不合适；如果您装修了房子，一定会验收质量是否合格；如果您买了汽车，一定会检验一下车况……走步是健身运动，是为了提高身体素质，让身体健康起来的全身运动，更应该认真检验，这样才能对自己的运动情况做到心中有数，才能科学调整走步方式与强度，取得良好的健身效果。

曹老师：我以前走步都是跟着感觉走，心里没数。还有就是，嫌麻烦。检验效果需要数据，而自己又懒得统计。现在看来我真的要认真检验一下走步的效果了。

李澍晔：检验走步的效果其实并不麻烦，只要把几个主要的数据统计好，对比数据的每日变化情况，找出规律，就可以了。

具体来说，应检验以下8个指标：

1．睡眠情况，看走步结束后当天的睡眠质量、入睡时间、深睡时间、有无噩梦、清醒后是否感觉昏沉；

2．饮食情况，看一日三餐的进食变化，有无饥饿感、是否有食欲、饥饿的时间以及走步后的改善情况；

3．饮水情况，每天感到口渴的次数，各时段的饮水量以及走步运动后的改善情况；

4．情绪状态，每日的心情变化规律、情绪变化情况以及走步后的改善情况；

5．整体状态，看有无精气神、有无充沛的体力、精神是否集中、有无抽筋现象、有无双脚发软的情况以及走步后的改善情况；

6．骨骼情况，看身体骨骼、关节是否疼痛以及走后的改善情况；

7．记忆情况，看大脑思维是否灵活，反应是否敏捷，记忆力是否保持在较高水平上以及走步后的改善情况；

8．体检情况，每年或每半年全面体检，对照各种数据，看是否有改善。

曹老师：原来有这么多的指标要检验啊！

李澍晔：是啊，每日监测走步效果，及时发现、解决问题，这样才能保证走步的效果。

走步健身小提示

为了保证走步达到好的效果，找出最适合自己的走步强度与方式，每日检验走步效果很重要。

欠缺十种安全意识

由于走步健身需要长距离、长时间地进行，活动范围变大了，可能出现的危险性也会随之增大。如果在走步过程中发生了安全问题，很可能是由于欠缺一些必备的安全意识。

采访时间：2013年11月3日19点49分

采访地点：北京什刹海后海野鸭岛

采访人物：许医生（女，42岁）

交流走步安全意识的经验

李澍晔：许医生，您怎么坐在这里不走了？感觉您气色不好，呼吸也不对。走步最好一气呵成，中途坐着很不好，起来我们一起走吧。

许医生：不能走了。我刚才被吓了一跳，这会儿心跳乱，呼吸也乱了，更倒霉的是，还崴了脚。

李澍晔：现在您说话声音还是颤抖的呢，做几次深呼调整一下吧，怎么回事，慢慢说。

许医生：我们家来什刹海有两条路，一条路虽绕点远，但宽敞、明亮；另一条路近一点，可是小狗特别多。因为我比较怕狗，所以平时都是走那条宽敞、明亮的路，可是今天出来晚了一点，侥幸地认为不会有小狗出现，就走了这条近路。谁想到刚一拐弯，3只流浪狗就跑过来追我。我吓得拔腿就跑，一不小心扭伤了脚。

李澍晔：您赶快看一看脚伤得重吗？需要不需要送您去医院看看？

许医生：不需要，问题不大。今天实在太悬了，我这是惹了谁啊，怎么连小狗都欺负我啊？

李澍晔：您没惹谁，也不是小狗欺负您，只是您忽视了走步过程中对安全的要求，放松了警惕，是您自己的问题。今天您遇到了流浪狗，还算庆幸，如果明天您忽视安全，遇到更危险的情况，后果可能会更严重。

许医生：闹了半天，还是我自己的问题。我已经很注意了，怎么还会发生这样的情况呢？

李澍晔：俗话说，不怕一万，就怕万一。安全问题不是简单的一句“很注意”就完了，而是应该时时刻刻记在心上。因为任何事物都是动态的，现在是这样，转眼可能就是另外的样子，瞬间的危险随时可能发生，要时刻警惕，以变制变，要小心、再小心，才能保证安全。走一万步用的时间长，经过的地域广，遇到事情多，要把安全这根弦绷紧，不能马虎。

许医生：啊，原来安全问题这么严肃呢？

李澍晔：对，是很严肃。古人说：“有备则无患。”走步的安全问题也要提前有准备，强化安全意识才是根本。

大体上说要有十个安全意识：

一是姿势正确，保证运动过程中不伤身体；

二是呼吸均匀，保证氧气供应顺畅；

三是道路安全，宁走十步远，不走一步险，密切观察周围情况，防止意外突然发生；

四是环境安全，静、清、洁最重要，避免干扰；

五是交通安全，远离机动车，避免交通事故的发生；

六是空气安全，保证呼吸道健康；

七是体力安全，防止疲劳晕厥；

八是身体安全，避免急症发生；

九是心理安全，防止消极情绪的产生；

十是天气安全，天气情况恶劣时，尽量不要外出走步。

走步健身小提示

走步运动的安全是第一位的，没有安全做保证而外出走步，是盲目而危险的。

忘记总结经验

在坚持有效的走步运动后，有些人会发现自己的效果没有其他一些人好，没有实现走步效果最大化的原因很可能是因为忘记总结经验，而总结经验的目的是找出最有利于自己健康的走步方式。

采访时间：2013年11月5日20点11分

采访地点：北京什刹海码头

采访人物：杨老师（女，45岁）

交流总结走步经验

李澍晔：杨老师好，您坚持日走一万步已经3年了，能不能和大家分享一下您的经验呢？

杨老师：其实也没什么经验可总结的，只要我天天坚持走一万步，吃得香、睡得着，不发福，就OK了。

李澍晔：这话说对了一半，走步运动的目的是保持身体健康，提高生命质量。但是凡事都有一个效率高低的问题，同样是日走一万步，早上走、中午走、晚上走完全不一样；心情愉快走与郁闷走完全不一样；在公园走、郊区走与在家门口走、马路边走完全不一样；饭后走与饭前走也不一样……所以，总结自己的走步情况，找出最适合自己的走步规律才是最聪明的。

杨老师：这个问题我还真忽视了。那么，都应该总结什么呢？

李澍晔：日走一万步是系统运动、中强度运动，要认真对待，应该认真总结、找出规律、科学调整。

一般来说，要做到以下几点：

一要总结心情，什么时候走步心情好，找出时间规律；

二要总结感觉，走完以后，有什么感觉，是轻松、快乐、有精神还是沉重、郁闷、无精神；

三要看“二便”情况，每日大小便次数、颜色；

四要测量体重，每日体重的变化情况，是否正常；

五要看化验指标，对比历次化验数据，看是否有改善；

六要总结运动强度，决定是否需要增大或减小强度；

七要总结呼吸情况，测量正常情况与走步结束后的呼吸次数，看是否正常；

八要总结饮食情况，看饭量有无增加或减少，是否正常；

九要总结饮水情况，看饮水量、次数有无改变，是否正常。

杨老师：太复杂了，要总结这么多内容啊？不就是几个数据，至于费这么大劲吗？

李澍晔：不复杂，既然要让身体更健康，既然决定日走一万步，就不要怕复杂，态度要端正。因为有了好态度，您就愿意总结了。其实，总结这点儿内容还远远不够，应根据自己的情况适当增加需要总结的内容。总结不只是为了搞清楚几个数据，也不是因为身体的一点感觉，而是要摸索规律，找出最佳的走步时间、地点、心情与强度，找到规律后就按照这个规律练习走步，以便让走步真正起到增强体质、提高生命质量的作用，使自己的身体始终处于最好的状态。

走步健身小提示

常常总结走步的经验，让自己明白究竟怎么走步才更适合自己，这是必须要做好的事。

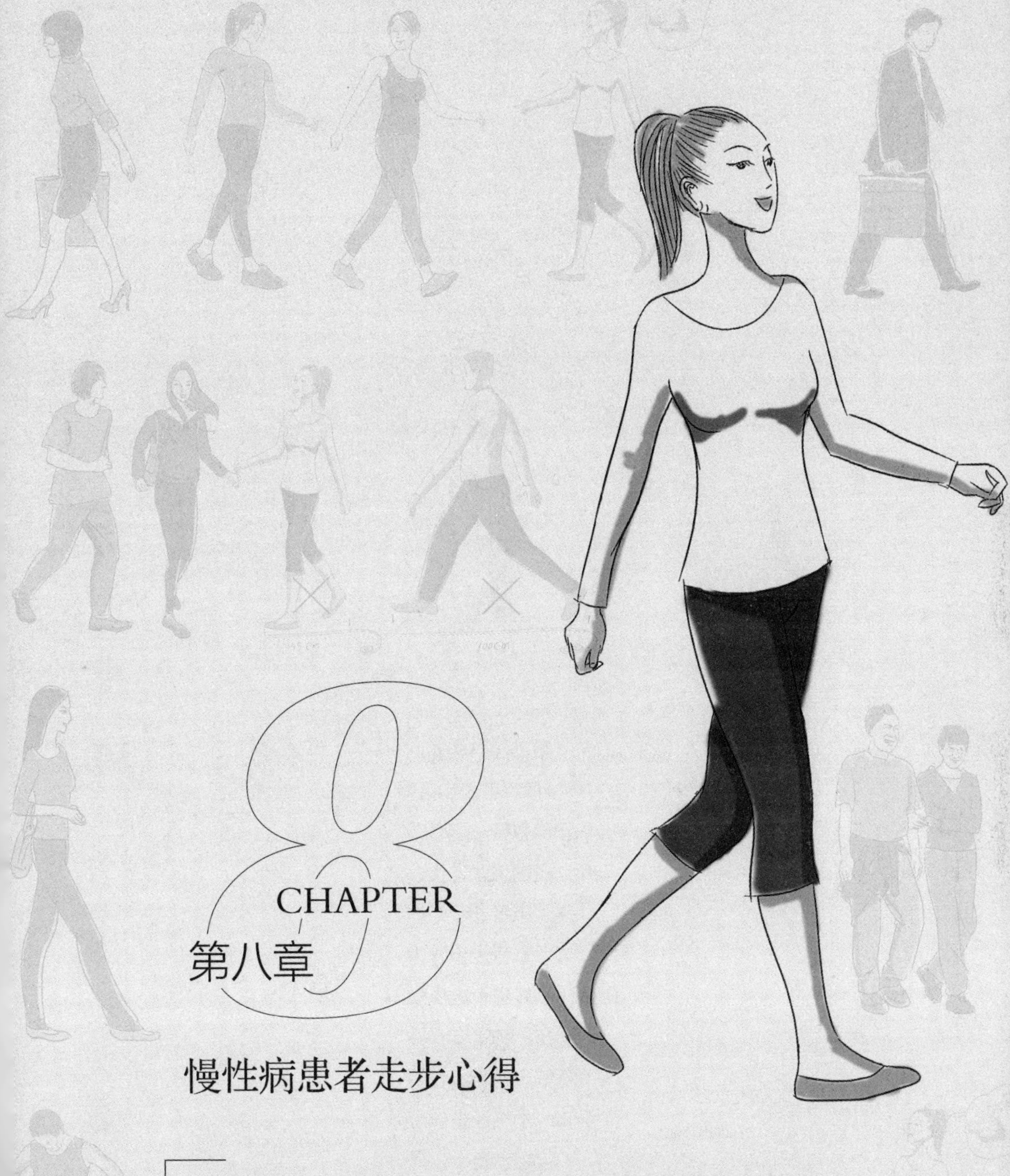

CHAPTER 8

第八章

慢性病患者走步心得

走步运动适合绝大多数可以自由行走的人，并且针对不同慢性病，走步还可以结合一些治疗方法促进身体康复、延缓病情发展。通过阅读本章，你可以了解一些常见的慢性病患者如何一边走步，一边做康复治疗。从这些人总结的经验中选取适合自己的康复方法，甚至自创一套针对自身病情的个性保健方法。

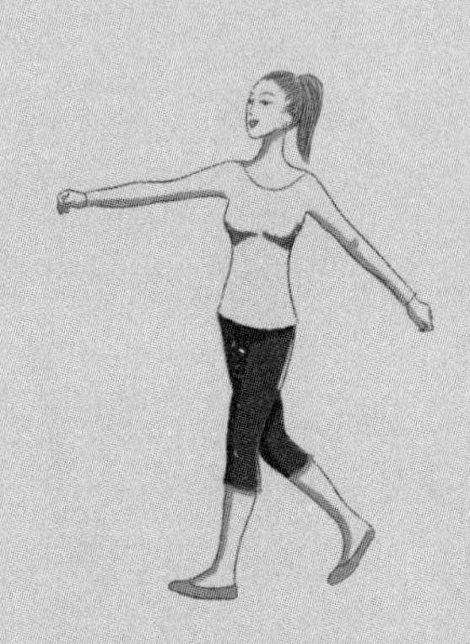

■本章导读

颈椎病患者走步心得

腰痛患者走步心得

视物模糊患者走步心得

失眠患者走步心得

抑郁患者走步心得

消化不良患者走步心得

便秘患者走步心得

痔疮患者走步心得

手脚麻木患者走步心得

肥胖患者走步心得

性功能低下患者走步心得

颈椎病患者走步心得

【采访档案】

采访时间：2013年10月10日18点11分

采访地点：北京北海公园花坛附近

采访人物：宋老师（女，45岁）

李澍晔：宋老师好，真高兴能在北海公园见到您。您是在走步健身?

宋老师：是啊！我每天来这里走一万步，已经坚持3年了。通过走步，我的身体素质得到了提高，困扰我多年的颈椎病也得到了缓解。现在不仅自己坚持走步，还带着其他几个老师一起走。您在《日走一万步》的讲座中说："如果连自己的健康都糊弄，还能干好什么呢?"这句话深深地触动了我。

李澍晔：您坚持了3年，具体说一说经验好吗?

宋老师：我的工作让我不得不每天使用电脑。时间一长，颈椎开始隐隐作痛，肩膀酸麻，胳膊抽筋。3年前，我去看医生。医生说虽然我的颈椎问题不算太严重，但也要多加注意，并建议我多运动，注意保温，不能受凉，适当活动颈部，以便促进颈部周围血液循环，提高局部新陈代谢能力。

李澍晔：医生的话很有道理，要多运动，少用电脑。走路的时候拍打颈椎倒是不错的方法。

宋老师：听了您和医生的建议，我决定走步健身。我平日尽量少用电脑，从学校下班后先不回家，而是在北海公园预热10分钟，做3遍广播体操，然后以120步/分钟的速度走步，边走边拍打颈椎，大概走85分钟。3年过去了，我的体质明显增强，现在不容易感冒了，吃得香，睡得好，双脚有力，颈椎疼痛的问题基本解决了。

李澍晔：太好了！您进行走步运动，既锻炼了身体，又解决了颈椎病问题，一举两得啊。能讲一讲您是怎么做的吗？

宋老师：听医生说，经常使用电脑，颈椎总是保持一个姿势，双肩吃紧、僵固，颈椎周围的肌肉紧张，正常的血液循环受到影响，时间一长，挤压神经、血管，导致疼痛，甚至引发病变。走步的时候，在不影响走步节奏的情况下，适当地拍打颈椎，能达到改善颈椎周围的血液循环，舒筋通络，祛痹止痛，缓解疲劳，预防劳损的目的。

李澍晔：应该拍打多少下呢？具体如何拍打呢？

宋老师：每个人的情况不一样，拍打的次数也不应一样。我反复摸索，找到了适合我拍打颈椎的方式。左、右手的五指分别并拢，半握呈空勺状，均匀用力，依次从上向下拍打颈椎部位各50次。感到力度不够时，适当加力，所加的力度不能过大，也不能太过于软弱无力，要感到颈部肌肉得到了放松，并且没有疼痛感时才算恰到好处。另外，拍打时要尽量找没人的地方，以免影响其他人走步。

李澍晔：您的走步拍打颈椎法，提高了走步健身的效率，值得其他颈椎病患者学习借鉴。

走步健身小提示

在走步途中，拍打颈椎能起到预防颈椎病或缓解颈椎疼痛的作用。对于已经患上颈椎病的朋友，拍打前应咨询医生，看是否适合采用这种方法。

腰痛患者走步心得

【采访档案】

采访时间：2013年7月8日20点15分

采访地点：北京什刹海后海附近

采访人物：张老师（女，50岁）

李澍晔：张老师好，您参与我们提倡的快乐走步有5年了吧，看您现在状态不错，和大家交流一下您的经验吧。

张老师：好啊。按照您与刘燕华老师的建议，我每天都坚持走一万步。5年的坚持，不仅使我的身体得到了锻炼，体质得到了增强，还治好了我腰腿疼的老毛病。

李澍晔：太好了，您有这么大收获，真是应了洪昭光教授说的那句话——健康是走出来的，能具体说一说体会吗？我想学习一下，以后写书能用得上。

张老师：原来我身体特别虚弱，三天两头往医院跑，痛苦极了。我是名老师，需要做PPT、写教案、批改作业，可是身体不争气啊，常常在椅子上坐半个小时，腰就疼得厉害，还便秘、嗜睡、没有精神。后来，我明白了生命质量的重要性，按照您说的方法，把健康当成第一大事，天天在什刹海走一万步，不走完绝不“收兵”。坚持了3个月，我腰疼的老毛病就没了，现在一连几个小时坐在那里备课、批改作业，也不觉得累。最大的体会是日走一万步要有毅力，自觉地走，快乐地走。

李澍晔：您的健身效果这么明显，继续坚持啊！关于走步您有什么经验和大家分享吗？

张老师：说到经验还真有一些。一是挤时间。无论工作、家务事多忙，我都要锻炼身体。每天我排好事务后，我都会立刻出来走一万步。二是走前、走中与走后都会做专门针对腰部的运动。走前做预热活动，如做3遍广播体操，重点做弯腰运动与体转运动；走中双手半握成空拳，交替拍打腰部的疼痛点；走后再做两遍广播体操，重点做弯腰、转腰、扭腰运动。坚持了3个月，不仅腰不疼了，而且面色也红润了，看上去也特别有精神。

李澍晔：太好了，祝贺您！您是怎么拍打腰部疼痛点的呢？

张老师：我记得一位中医在电视上说：“不通则痛，通则不痛。”我想我的腰部疼痛可能是由寒气、湿气，或肌肉疲劳导致的经络不畅引起的，拍打腰部痛点，可以改善肌肉组织供血情况，营养神经，缓解疼痛。我觉得走步同时拍打痛点是老百姓最好的保健方法，我会一直坚持走下去的。

李澍晔：您坚持日走一万步，同时拍打腰痛部位，解决了一直困扰您的病痛，体质大大增强，经验值得很多人学习。

走步健身小提示

在走步的同时拍打腰部，这是复合健身的好方式，不仅能健身，还能缓解某些疾病带来的痛苦。

视物模糊患者走步心得

【采访档案】

采访时间：2013年10月19日19点30分

采访地点：北京什刹海野鸭岛

采访人物：高老师（女，46岁）

李澍晔：高老师好，见到您真高兴。两年前我们约定天天坚持走一万步，您做到了吗？

高老师：做到了，您当时一再提醒我要坚持，不能三天打渔，两天晒网。走步过程，我确实做到了，每天自己记考勤，写走步感想，可认真了。

李澍晔：真好，能说一说您的体会吗？

高老师：好啊。两年前，我的视力模糊，眼睛干涩，眼角总有异物感，几乎无法看清人和物，这严重影响了我的生活和工作，使自己饱受折磨。无奈之下我去了医院。检查后，医生明确告诉我要远离电脑和电视，多参加户外活动，多看天空、鸟儿、绿色的植物等。于是，我打算到户外去运动。此时，正好听了您《日走一万步》的讲座，我就决定要坚持日走一万步运动。在走步途中，我远望蓝天、飞鸟、远山……坚持几个月后，奇迹发生了，眼睛视物不模糊了，不爱流泪了，也能正常工作与生活了。

李澍晔：能具体说一说怎么活动眼睛的吗？

高老师：好。记得一位京剧大师为了练眼神，每天到户外全神贯注看天上飞的鸽子。我认为我的眼睛视物模糊，确实与用眼不科学有关，平时因为工作、学习使眼睛过度疲劳，现在确实需要调整、休息。观察远物、活物，使眼球动起来，正是让眼睛休息的好办法。所以我选择了环境较好的什刹海走步。这里有绿树、飞鸟、鱼儿等，视野开阔，空旷自然，特别适合练习观察。要观察就需要转动眼球，眼球转动灵活了，自然就缓解了紧张的视神经，达到消除眼睛疲劳、调节视力的目的。

李澍晔：您选择的场地很好，确实适合练习走步。您是在走步过程中观察，还是在走前或走后观察呢？

高老师：为了不影响走步的节奏，我在走步过程中不观察，一般是结束后，或走步前观察。观察的顺序是先远后近，先看西山、对岸的树、眼前的水；而后看空中的飞鸟，眼神始终跟着飞鸟动，飞鸟俯冲入水，眼神也跟着俯冲下来；再看水中的船和鸭子。就这样练习，奇迹发生了。看来人必须回归大自然，多观察大自然之中的万物确实有益。

李澍晔：您说得真好，看来您走步走到了一定的境界啊。

走步健身小提示

走步前后，寻找合适的目标耐心观察，对眼睛很有好处。长期坚持，效果显著。

失眠患者走步心得

【采访档案】

采访时间：2013年11月7日19点

采访地点：北京什刹海后海放生池附近

采访人物：陈老师（女，39岁）

李澍晔：陈老师您好，去年我建议您每日走一万步。您一直坚持吗?

陈老师：一直坚持。到今天已经整整1年零11天了。我每天都记走步日记，写心得，特别认真。

李澍晔：您做得真好，佩服!

陈老师：去年，由于工作压力大，精神高度紧张，我患上了严重的失眠。吃了很多安眠药，这非但不管事，反而让副作用影响了身体健康。去医院全面检查后，医生说虽然主要器官没有受到影响，但要多休息、多运动。正巧这时又听了您“日走一万步”

的讲座，我忽然醒悟，以前太大意了，全身心工作，忽视了自己的身体健康，真是无知啊。健康是最本质的，失去了健康，怎么教学呢？怎么当老师呢？我改变观念，立刻开始了每日走一万步的健身运动。

李澍晔：很高兴您能及时认识到健康的重要性。能说说您走步锻炼的效果吗？

陈老师：失眠问题解决了，而且很彻底。以前，晚上吃好几片安眠药也不管用，白天昏昏沉沉的，办事效率非常低，爱发火，没有女人味，部下都远离我，我痛苦极了。两年前我开始进行走步运动。由于工作压力大，没有大段时间完成走步任务，我就利用零散时间走。我为了能多走步，上、下楼不坐电梯了；上、下班不开车。就这样坚持了1个月的时间，我的睡眠质量得到了很大的改善，工作效率提高了，性情也温和了。我真正感到走步不仅对身体健康有好处，而且对心理健康也有益处。

李澍晔：您通过每天走一万步运动，大大改善了身体状态，心态也逐渐好了起来，为您高兴，以后我们多交流走步运动心得。

走步健身小提示

走步可以使大脑神经放松，可以使脑细胞得到充分休息和营养，让人心情愉快、安静，入睡自然就快了。

抑郁患者走步心得

【采访档案】

采访时间：2013年5月9日18点

采访地点：北京北海公园白塔下

采访人物：王老师（女，42岁）

李澍晔：王老师好，我们有1年没有在北海公园碰见了吧，您还坚持每日走一万步吗？

王老师：坚持，我不仅自己坚持，还动员我们单位的其他同事一起坚持进行走步运动呢。大家都知道健康的重要性，明白“锻炼就等于储存健康”的道理，因此积极参加锻炼，目前，我们单位有数十人坚持每日走一万步呢。

李澍晔：看来您现在非常喜欢走步运动啊。谈谈心得好吗？

王老师：好啊，一年前，我们就是在北海公园的白塔下见面的。当时我的心情郁闷到了极点。家庭矛盾、婚姻破裂、孩子教育问题、工作矛盾把我搞得焦头烂额，狼狈不堪，严重抑郁，甚至有过轻生的念头。您积极地鼓励我迈开腿，坚持每日走一万步，随着时间的推移，一切都会好起来的。当时我半信半疑，抱着试试看的心态迈开了双脚。连续锻炼了几天后发现，走前想象的那些困难，根本不算什么，于是就每天坚持走一万步。

李澍晔：是啊，意志力很重要。

王老师：记得您曾说过，健康是生命之本，一个连自己生命健康都不重视的人，还能重视婚姻、家庭和工作吗？这些话点醒了我。现在我每天都到北海公园来进行走步运动。走步过程中，看着周围的美景，我真正感受到天的高、水的柔、鱼儿的悠然自如、花儿的美与香、鸟儿的快乐、野鸭子的调皮与纯洁、小草生命的顽强……

李澍晔：的确，走步运动不仅能锻炼身体，还能使人心情愉悦。

王老师：您说得太对了。前几年闹离婚，我心力交瘁，满脑子都是痛苦与仇恨，吃不下去饭，睡不着觉，面色如土，没有一点朝气，出门看什么都没有兴趣。坚持走了半个月后，我的心情就好多了，身体各项机能也得到了恢复。走步让我明白：身体健康才是最重要的；天天的哭闹与郁闷，只会给自己和真正关心自己的人带来痛苦；只有振作起来，把自己融入大自然中，才能摆脱痛苦。

李澍晔：您的收获太大了，走步不仅是健身的良方，更是心灵的抚慰剂。祝愿您在爱情方面也获得收获。

走步健身小提示

在走步过程中要善于观察，一定要把自己完全融入大自然当中，感悟万物中最美好的东西，让自己的心温暖起来。

消化不良患者走步心得

【采访档案】

采访时间：2013年10月11日19点

采访地点：北京什刹海银锭桥

采访人物：宋编辑（女，42岁）

李澍晔：宋编辑好，我们又见面了。您现在气色不错啊。3个月前我建议您每日走一万步，您走了吗？能说说情况，谈谈体会吗？

宋编辑：好啊，我每天都坚持走一万步，今天是第90天了。我是名编辑，由于工作需要，不得不长时间坐着，这使得我经常出现消化不良、腹泻等症状。由于担心突然腹泻，我什么也不敢吃，最终导致营养缺乏、小腹胀痛、月经不调、记忆力减退、情绪低落、夫妻关系紧张……

李澍晔：现在看着您面色红润，赶快说一说您是怎么调理的吧！

宋编辑：好啊，以前我只知道干工作，根本没有养生与保健意识，以为健康养生是老年人的事，后来身体垮了，才意识到自己的错误，健康养生是所有人的事，不应该分年龄大小。3个月前，我听了您《日走一万步》的讲座，深刻认识到了走步不仅仅是迈腿走步，更是增强体质，改善生活的良方。生命在于运动，我运动少，生命质量肯定差，为什么不运动呢？一是懒惰；二是无知；三是不重视健康；四是没有养生的习惯。

李澍晔：您的认识水平很高。

宋编辑：思想认识上去了，走步才有约束力，才有动力，才能成为自然的事，为了自己的生命健康，还能懒惰吗？从您讲座的现场回家后，我立刻换上运动鞋，来到什刹海走了一万步，开始真走不动，忍着、坚持着走完后。第2天、第3天……我没有放弃，继续下决心坚持日走一万步。15天后，基本适应了走步运动。由于走步是全身运动，震动五脏，促进肠胃蠕动，对消化系统很有好处。大概坚持到第21天的时候，我的消化功能得到了明显的改善，有了食欲，晨起不腹泻，营养吸收也好了。目前我的步速是120步/分钟，走完后心跳正常，呼吸平稳，身体微微出汗，全身感觉到轻松、自如。走步是最好的“医生”，现在我每日不走完一万步会觉得有什么事情没有做呢。

李澍晔：您坚持日走一万步，收获很大，真为您高兴。

走步健身小提示

走步不仅是双脚运动，更是全身运动，对改善因运动量不足而引起的消化问题有明显的效果。

便秘患者走步心得

【采访档案】

采访时间：2013年10月23日18点

采访地点：北京什刹海野鸭岛附近

采访人物：白会计（女，39岁）

李澍晔：白会计好啊，电话中您说您坚持走步运动已经有两年的时间了。今天您约我出来走一万步，有什么特殊的事吗？您的身体状况确实比前两年好多了，双脚有力，面色红润。能谈一谈走步的体会吗？

白会计：这还要感谢您的讲座。两年前，我听了您《日走一万步》的讲座，明白了走步运动是最好的“营养品”、运动要经常化，健康只有靠自己争取等道理。我家住在什刹海附近，有这么好的走步场地，为什么不利用呢？以前我太傻了，在单位坐着管账本、在家坐着看电视，几乎没有像样的运动。这样身体怎么能健康呢？怎么能不便秘呢？便秘令我痛苦难堪，烦恼到了极点。一次去医院看医生，发现是个男医生，害羞的我没敢看。民间偏方说吃蜂蜜、香蕉管用，我吃了很多，也不见效，内心十分焦虑。大便排不出来，肠道内毒素多，我的面色能好吗？两年前，我下决心开始进行走步运动。走了1个月，体质明显增强，困扰我多年的、难以启齿的便秘问题得到了缓解。再经过1个月的走步运动，便秘问题得到了彻底地解决。

李澍晔：日走一万步属于中强度运动，而且是全身运动，确实能促进肠蠕动，对于防治便秘还是有一定的辅助效果。另外，长期便秘可能会引发很多疾病，要认真对待，不能马虎。您走步时，针对便秘问题有没有采取特殊的走法呢？

白会计：两年前，我听了您《日走一万步》的讲座后，按照您说的要领，以120步/分钟的速度绕着什刹海走85分钟左右，正好是10000步。途中我调整好呼吸，双手有节奏地拍打后背与肚脐周围，有时拍得手、后背和肚子都痛。坚持了1个月后，效果显著，每天上午8点左右就有了便意，并且解大便的过程也比较顺畅。现在我是轻松、快乐的人，没有烦恼，心情舒畅。我大喊日走一万步好，赶快一起来走吧，健康靠双脚，健康靠自己，健康靠行动……

李澍晔：你采取拍打走步，健身效果明显，解决了困扰多年的便秘问题，心情也好了，真为您高兴。您有什么关于拍打的经验要和大家分享吗？

白会计：拍打不能影响走步节奏，开始适当放慢步速，等熟悉了，找准拍打位置了，再提高步速。最好穿松紧带的裤子，以免裤带金属扣伤手。拍打要用点力，因为穴位要靠外力震动来刺激。拍打时要集中精力，认真感觉被拍打的位置，逐渐摸索规律，找到最合适的拍打点，这样效果才明显。

李澍晔：您根据自己的身体情况，采取特殊的方式坚持走步，健身、防病、治疗三不误，值得推广。

走步健身小提示

走步的方式很多，不要机械地走完一万步，应根据身体特殊需求，加一些合理的动作，这样才能达到更好的效果。

痔疮患者走步心得

【采访档案】

采访时间：2013年10月11日19点15分

采访地点：北京什刹海后海观海楼附近

采访人物：周编辑（女，45岁）

李澍晔：周编辑好，两年前我们谈论走步，您说要每日走一万步。不知坚持走了没有，有什么效果吗?

周编辑：走了，一天也没有落下，走得可带劲了，现在成习惯了，不走还不行了。我是名编辑，天天坐着编杂志，还爱吃辣的，不知不觉患上了难以说出口的痔疮。

李澍晔：现在痔疮还严重吗?

周编辑：现在彻底好了。能治好痔疮，秘诀有两个：一靠外用药；二靠走步运动。我要感谢您，是您引导、推动、鼓励、带动着我走步，激发我敢于日走一万步的信心。两年前，我的痔疮十分严重，每当去卫生间大便时，都特别紧张，担心疼痛、肛裂、流血和感染。记得第一次去医院检查，发现是个男医生，害羞的我悄悄地跑了出来。后来，我通过个人关系找了位女医生看，女医生检查后建议我手术。我害怕手术，坚持使用涂抹外用药治疗，医生同意了，给我开了一大堆药膏，用了一段时间，痔疮时好时坏，没有治愈，依然痛苦不堪。自从听了您《日走一万步》的讲座后，我坚信走步对防治痔疮有效果，所以当天就开始走步了。接下来的一段时间内，我坚持每天按时给肛门涂抹药膏，不吃辛辣食物，在走步进入整理阶段时，用力收缩肛门101次，同时用双手拍打骶骨与肚子101次。10天后，问题得到了缓解，20天后痔疮被治愈。现在大便前再也不焦虑了。

李澍晔：您涂抹外用药物治疗痔疮的同时坚持在走步整理阶段做101次收缩肛门练习。这样把痔疮给赶跑了，真是值得庆祝啊。能谈一谈具体的动作要领吗？

周编辑：古代中医认为，每日有规律地收缩肛门百次，升阳气，肠润便通，气归丹田，温煦五脏而益寿延年，并能防治脱肛、痔疮、阳痿、遗尿、尿频、尿失禁、前列腺炎等疾病。我按照古代中医说的在走步整理阶段，认真做收缩肛门练习。每天有节奏、有力度、有次数地收缩肛门，能改善肛门周围的血液供给，增强肛门周围的肌肉组织弹性，活血化瘀，防治痔疮，还有通大便的功效，甚至还能提高性功能，对肠道健康也十分有益。收缩肛门的练习很简单。

具体方法：走步运动进入整理阶段，调整呼吸、等心跳恢复正常后，把额头上的汗擦干，而后找一个安静的地方，注意力转移到鼻子、喉咙及肛门处，逐渐用力吸气，收肛门及会阴，一直到收不动为止，停顿3秒钟，缓慢呼气，放松肛门及会阴，反复101次。为了增强效果，最好一日做两次。

李澍晔：您每日走完一万步后，做收缩肛门练习101次。这不仅锻炼了身体，而且还把困扰您多年的痔疮问题解决了，真是一举两得，值得推广。

走步健身小提示

走步运动不是完全死板地走，可以根据身体健康情况，有无特殊需要，在不影响走步的前提下，附加一些健身动作也是完全可以的。

手脚麻木患者走步心得

【采访档案】

采访时间：2013年10月21日18点18分

采访地点：北京什刹海烟袋斜街

采访人物：朱老师（女，50岁）

李澍晔：朱老师，我们又见面了，与一年前相比，您的气色好多了。现在您手脚还发麻吗？

朱老师：我坚持每日走一万步已经有1年零1个月又15天了。这1年多，我每天都认真记走步日记，统计数据，对比身体各种指标变化情况。现在手脚不发麻了，心情好多了。我觉得真正应验了那句古话，身体常欲小劳，流水不腐，户枢不蠹，运动故也。是啊，要想身体好，天天把步走，越走越年轻，越走越精神。

李澍晔：您这么推崇走步运动，还认真记笔记，能具体谈谈体会吗？

朱老师：好，我也希望能和大家分享我的喜悦。以前我不相信走步有这么多好处，天天在单位坐着看资料、统计档案，回家躺在沙发上看电视，不爱运动，致使手脚麻木、行动困难。通过一年多的走步锻炼，我感受到走步的好处，相信了走步能预防疾病、强身健体、延长寿命、舒缓心情、提高生命质量。

李澍晔：您这个信心树立得好，要坚信走步运动是最好的健身运动。只有态度坚定，才能走好步。

朱老师：是啊，我觉得态度很重要，能决定走步的健身效果。我听一位健康专家说，世界卫生组织明确指出："最好的运动就是走路。"为什么最好的运动就是走路呢？一是因为走路最适合人体生理结构的特点，不仅能起到健身效果，还能使人精神焕发，防止早衰。快走能使人的五脏、血液循环系统、消化系统、内分泌系统得到充分锻炼；能使人的大脑得到充分营养，神经系统反应灵敏，动作协调；能使人的骨骼、肌肉、韧带、筋和关节系统强健有力，灵活自如；能促进新陈代谢，使体内的各种功能得到充分发挥，保持较高的身体素质，以乐观的精神面貌对待生活，迎接美好的未来。二是因为走路没有时间限制，没有场地要求，没有太复杂的技术要求，一年四季都可以进行，是一项可行性较强的运动。三是与其他运动相比，走步比较安全。四是走路不受他人制约，不需要别人配合，一个人就可以进行。

李澍晔：说得完全正确。走步过程中，您有没有需要特别注意的地方呢？

朱老师：我在走步过程中，关键注意以下几点。一是速度适中，日走一万步要有速度，什么速度比较合适呢？我的体验是中年女性以中速（90步/分钟）为宜。二是时间适当，因为时间短了达不到效果，而长了容易伤害身体。根据我的年龄、营养情况、身体状态、工作性质、家务活等情况，每天应该至少走一个半小时。时间不是绝对的，只是相对的，根据个人情况决定比较好。三是环境，日走一万步对环境要求比较高，尽量选择安全、空气新鲜、没有噪声的场地，以公园、郊区、河边、灌木丛附近为佳。四是心情，日走一万步需要好心情，如果心情沉重，双腿就会发沉，脑子里就乱，很难达到健身效果。五是集中精力，日走一万步是中强度健身运动，需要集中精力，协调一致，才能做好。六是做好充分的准备活动很必要，日走一万步消耗体力大，如果不做好充分的准备活动，不仅对关节、肌肉、韧带有伤害，而且还会加大心脏、血管和肺的负荷，使其受损害，所以充分做好准备活动很重要。

李澍晔：说得太好了。您还有什么需要补充的吗？

朱老师：再有就是注意几点事项，一要确保安全，千万不要逞能、冒险。二要看天气，雾天、雷雨天、沙尘天不出门走，夏天要避开炎热的中午，早上要等太阳出来后再快走，晚上10点以后不要走。三要注意健康，饭后不宜立刻走，饥饿时不宜走，口渴时不宜走。要时刻注意呼吸与心跳，发现异常立刻采取保护措施。

走步健身小提示

走步运动不仅可以强身健体，而且可以辅助治疗许多慢性病。一旦养成日走一万步的好习惯，将终生受益。

肥胖患者走步心得

【采访档案】

采访时间：2013年10月9日19点

采访地点：北京什刹海银锭桥

采访人物：赵总编（女，45岁）

李澍晔：赵总编您好，我们有两年没有见面了。您变化太大了，我差点没认出来是您。您是怎么瘦身的啊，说一说好吗？

赵总编：这要感谢您才对。我身高166厘米，两年前体重却达到了80公斤，呼吸困难，好多衣服都穿不上了，有时甚至去卫生间都觉得困难。自从听了您《日走一万步》的演讲，我明白了健康的重要性，知道日走一万步能消耗掉体内3000多千卡热量的道理。从那时起，我便决定通过走步运动来减肥。两年来，我每天都坚持绕什刹海走步。刚开始的半个月实在太难了，但我还是咬牙坚持下来了。我的步速也从刚开始的80步/分钟，逐渐增加到

90步/分钟、100步/分钟，一直到现在的150步/分钟。走了两个月后，体重开始下降，逐渐下降到现在这个样子。是不是有成效啊？

李澍晔：太有成效了。再说点体会，怎么样？

赵总编：在没有走步之前，面对肥胖带来的各种问题，我也曾多次下决心减肥，但都没坚持下来，例如去游泳馆游泳，花几千元买了年票，但坚持几天后，因枯燥而放弃；去打羽毛球、打乒乓球，由于没能找到合适的同伴而放弃。后来听了您的讲座，知道走步是最简单、最安全、最有效、最易坚持的运动。经过对比，最终我选择了通过走步来减肥。为什么要日走一万步呢？其实就是为了有一个明确的标准。如果走步没有标准，随意走步，健身效果就会不明显。

李澍晔：您选择了日走一万步的运动方式减肥，取得了成功，最大的感受是什么呢？

赵总编：我觉得顽强的毅力、吃苦的精神、对待日走一万步的态度是决定能否坚持走步的关键。态度决定一切，如果态度端正，思想重视，就能战胜很多困难；如果态度不端正，思想不重视，就算别人请你去走，你也未必会去。为了防止懈怠，我在家里的客厅墙上、办公室的桌子上，都贴了张写有“坚持日走一万步，你就是最伟大的人”的字条。

李澍晔：日走一万步确实需要毅力，谁有毅力，谁有自觉性，最后谁受益。健康是自己的事，不是别人的事，自己要对自己的生命负责。金钱换不来健康，要算好这个账。

走步健身小提示

坚持日走一万步不是简单的事，需要有恒心、毅力、信心以及积极的态度。不要怨天尤人，因为双脚长在自己的腿上，没有人拦阻你。

性功能低下患者走步心得

【采访档案】

采访时间：2013年7月29日20点

采访地点：北京什刹海荷花市场

采访人物：杨经理（男，49岁）

李澍晔：您好，杨经理，我们又见面了。您现在是脚下生风啊，看来您接受了3年前我给您的坚持日走一万步的建议。能具体说说您进行走步锻炼的体会吗?

杨经理：好的，日走一万步太神奇了。我是越走越精神，越走越有男人味。

李澍晔：记得3前年，您说您小肚子疼，经常坐着都难受，甚至还影响了性功能。现在怎么样了呢?

杨经理：我正要告诉您这个喜讯呢！现在我也不怕别人知道我的隐私了。以前，因为我长期坐着、不运动，还天天喝1斤的高度白酒，导致前列腺发炎了，不仅小肚子隐隐作痛，小便困难，而且性功能低下，很没面子。我不爱去医院，也不爱吃药。在医院治疗了一段时间后，效果不明显，转为慢性前列腺炎了，我很烦躁，不愿意说话，甚至与媳妇分房睡，痛苦难以言表。后来，我遇到一位中医。他建议我每天运动1小时，不喝酒，也不要长时间坐着，坚持中医治疗，按时服药，并且双手交替拍打肚脐、丹田与后尾骨30分钟。但当时我并没有听从他的建议。3年前我听了您《健康是走出来的》的讲座，内心受到强烈的震撼，认识到生命无价，要珍惜生命，健康生活从每天走步开始。从那时起，我就下定决心，把日走一万步当作最重要的事情去做，安排好时间，一身轻松地来到什刹海，以130步/分钟的速度走，大约需要77分钟走完一万步。我边走边双手交替拍打肚脐、丹田与后尾骨。生活上也彻底地与白酒说再见了。奇迹真的出现了!大约2个月后，小肚子不隐痛了，小便通畅，早晨有自然的性欲了，夫妻房事也大大改善了。现在我的性功能基本恢复正常，生活质量也有了明显的提高。

李澍晔：祝贺您康复！看来通过坚持日走一万步，并采取边拍打边走的复合健身方式，您的生活质量确实得到了提高。现在患慢性前列腺炎的患者很多，您能不能介绍一下您是怎么拍打呢?

杨经理：好啊！经验大家分享嘛。不过这不是我的经验，是给我看病的中医告诉我的。日走一万步的速度保持在130步/分钟左右，注意力集中在拍打点上，调整呼吸，左右手握空拳，交替拍打101下肚脐、丹田与尾骨，循环3次。

李澍晔：这个经验好。其实走步提倡的也正是这种复合式健身法。

走步健身小提示

在走步途中，坚持拍打肚脐、丹田与后尾骨，对预防前列腺疾病，恢复性功能，确实有不错的效果。

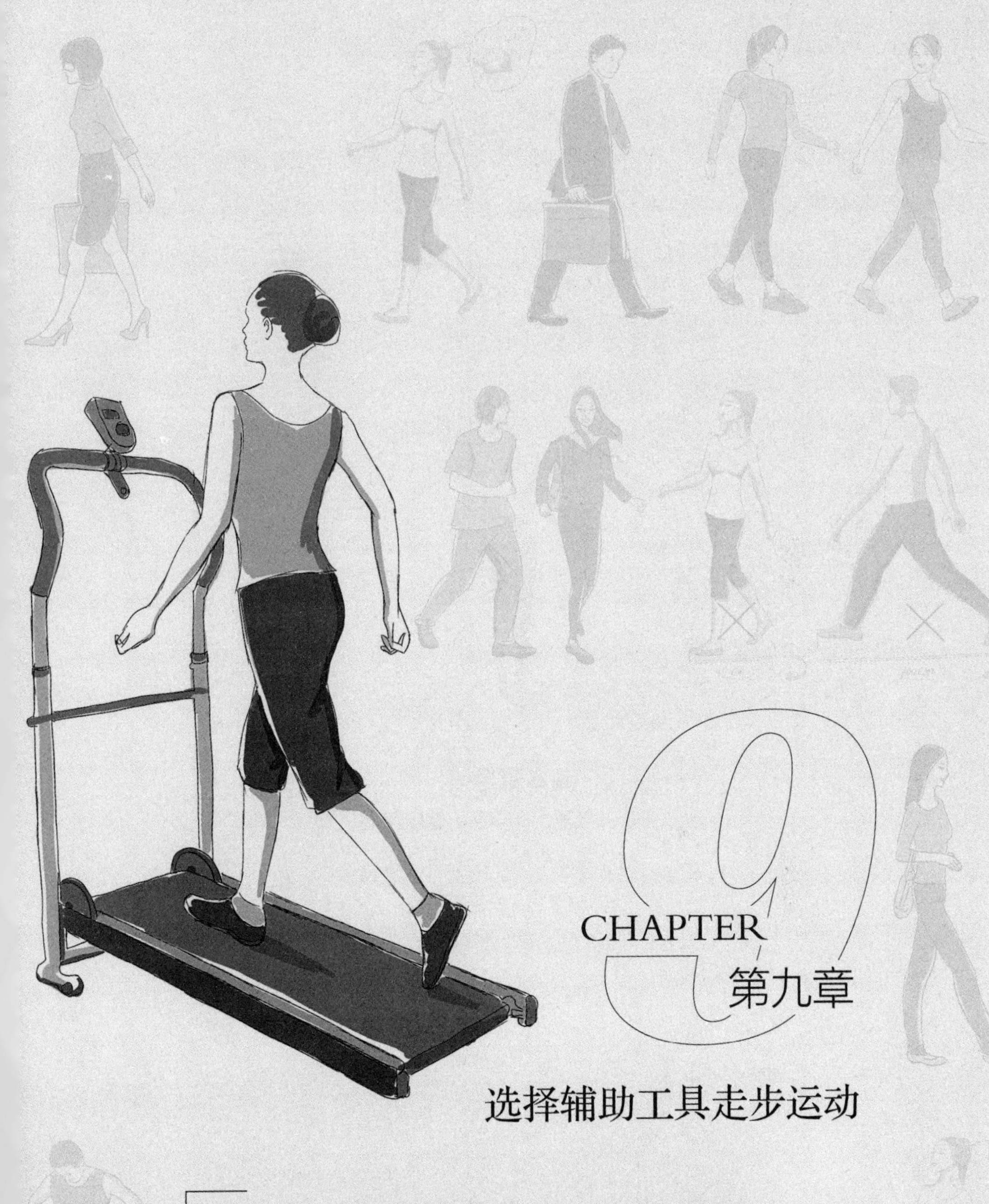

CHAPTER 9

第九章

选择辅助工具走步运动

为了更好地方便走步健身，我们可以选用一些辅助工具，尤其是一些高科技产品。本章将给你介绍目前在市面可以买得到的辅助走步的物品，例如走步计数器、血压及心率测量器、走步机等。通过阅读本章，您可以了解这些辅助工具的功能和使用方法，使走步效果更加显著。

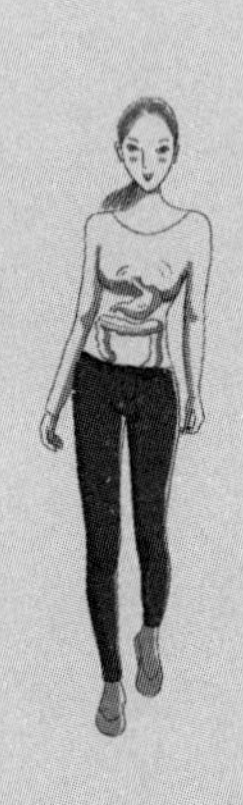

■本章导读

走步计数器（计步器）使用经验

血压及心率测量仪使用经验

走步机（毯）使用经验

自制走步路使用经验

走步计数器（计步器）使用经验

【采访档案】

采访时间：2013年11月6日19点12分

采访地点：北京什刹海前海树下

采访人物：石老师（女，49岁）

李澍晔：石老师，您好！您坚持走步已经一年了。听说您使用了走步计数器。您为什么要用走步计数器啊？

石老师：既然要走一万步，就应该有个准确的数据嘛。可是我不善于计数，每天刚开始走的时候，还能记准步数，可是走着走着就记不清了，很让人恼火。后来，家人送给我一个火柴盒大小的电子计步器。走步时，用它记录步数很是方便。

李澍晔：能具体说一说使用心得吗？

石老师：自从有了计步器后，我不再担心记错步数，可以专心致志地走步。现在市场上销售的走步计数器品种多、性能好、质量比较可靠、价格便宜。选择走步计数器时，一要使其颜色与运动衣相配，这样才能起到锦上添花的作用；二要考虑大小，大小一定要适合自己， 特别是卡在腰部的走步计数器大小更要合适。三要便于操作，选择走步计数器要选操作简单的产品，不要太复杂的按钮，开启就能用最好。另外，为了减少重量，最好选择纽扣电池式计步器；四要考虑功能，如果有特殊需要，还可以考虑选择具有计算身体热量消耗数据功能的计步器，这样更能准确地把握运动量，提高走步效果。

李澍晔：还有什么需要注意的地方吗？

石老师：建议选择带有连续计数、间断计数、累计计数功能的计步器，便于检查走步效果。购买后，最好先认真阅读使用说明书，不着急使用。携带时，要注意与身体保持间接接触，以免皮肤出汗时，擦伤皮肤。无论什么情况，使用前都要检查一下工作情况，看电池的电量够不够，有无错数、跳数、漏数等情况。为了保证计数的连续性，便于统计，找一个纸制本子，备份数据。另外，建议利用零散时间走步的锻炼者，尽量选择一个性能较好的间断计步器，这样可以随时随地记录步数。

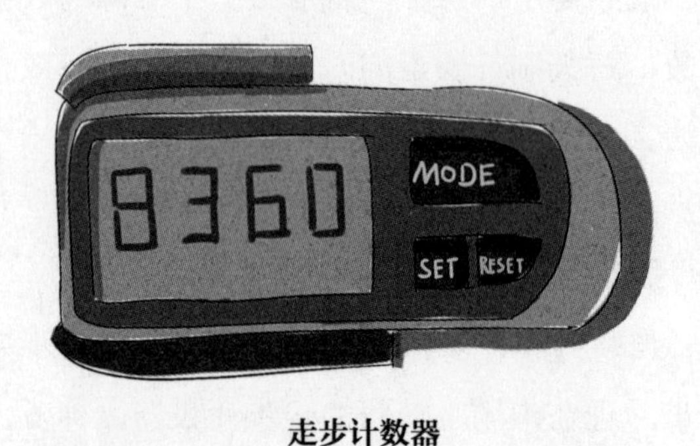

走步计数器

李澍晔：原来选择计步器还有这么多学问啊。祝您越走越健康。

走步健身小提示

如果想把日走一万步走得更精准，巧妙使用走步计数器很有必要。它能帮助健身者随时掌握步数，检查走步效果。

血压及心率测量仪使用经验

【采访档案】

采访时间：2013年11月7日19点35分

采访地点：北京什刹海野鸭岛

采访人物：王老师（女，35岁）

李澍晔：王老师好，您这是在做什么呢？

王老师：我刚走完一万步，在测量心率与血压呢，收取数据，做个记录，以便总结规律，调整走步强度。

李澍晔：您真细心，能具体说一说心得吗？

王老师：好啊，日走一万步是中强度运动。为了能随时掌握心率、血压情况，防止发生意外，我买了台携带式的血压、心率测量仪。把它带在身上，我便可以随时随地了解自己的血压、心率情况。现在市场上销售的血压、心率测量仪品种多、性能好、安全可靠。

李澍晔：怎么选择血压及心率测量仪呢？

王老师：选择血压、心率测量仪时，不能掉以轻心，要认真挑选。我的经验是质量第一，要保证在运动中检测准确，不能出现漏测、跳测等现象。第二要保证性能好，日走一万步有时道路复杂，身体震动强烈，一定要选择抗震动、连续性好的产品。第三是产品颜色要与肤色、衣服颜色协调一致，以便保持好心情。第四要考虑大小与重量，便于携带，不能过大、过重。第五一定要保证操作简单，一个按钮解决问题，千万不要操作复杂，以免影响情绪。

李澍晔：您真有经验，还有什么值得注意的问题吗？

王老师：使用时一定要注意分段、分时检测，走前检测1次，走中检测2～5次，走后检测1次，平静下来后检测1次，这样的数据准确，有对比性。检测结果要记录好，便于日后查阅。

李澍晔：看来使用血压、心率测量仪需要注意的事情还很多，谢谢您。

走步健身小提示

使用血压、心率测量仪有学问，为了走步安全，建议选择一款适合自己的血压、心率测量仪。

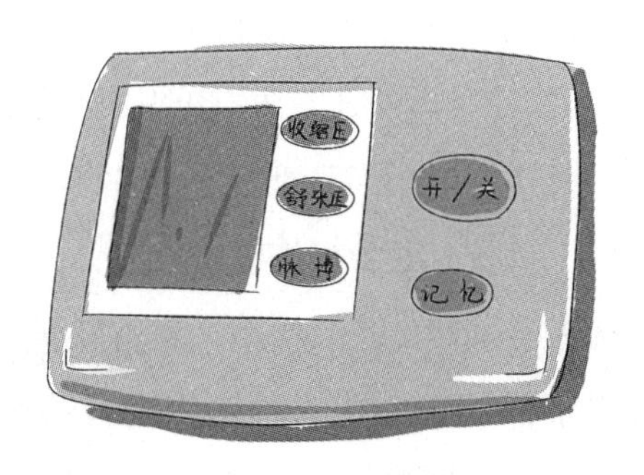

血压、心率测量仪

走步机（毯）使用经验

【采访档案】

采访时间：2013年11月14日19点31分

采访地点：北京什刹海金锭桥

采访人物：高老师（女，39岁）

李澍晔：高老师好，您坚持日走一万步已经两年了，还买了走步机（毯）。您为什么要买走步机（毯）啊？

高老师：我因为工作、家庭原因没有时间天天坚持到户外走一万步，所以就买了走步机。这样即使在家里，也可以坚持做到日走一万步。

李澍晔：您先具体说一说选用走步机的经验，好吗？

高老师：好啊。市场上走步机的种类很多，只要质量好、安全可靠、价格合适，家里又有足够的场地，就可以买。受场地限制，我买的走步机属于单板、加力式的。走步机有很多功能，例如计步数功能、热量消耗统计功能、计步速功能、时间计数功能等。

李澍晔：真方便，您能再说一说走步毯吗？

高老师：好，现在市场上走步毯的品种也很多，并且更新速度快、质量越来越好、价格便宜。

李澍晔：还有什么要注意的吗？

高老师：购买走步毯前，要认真咨询厂家，了解内置材料是否环保、是否适合自己，以免上当受骗。内装的材料是不是适合自己的，保健、按摩材料是不是环保材料，有无刺激物质，千万不能上当受骗。另外，走步毯最好专人专用，并且需要经常晾晒、消毒，以防感染病菌、病毒。

走步健身小提示

通过使用走步机（毯）来完成日走一万步的任务，对我们来说，也不失为一种锻炼身体的好方法。当然，我们还需要精心挑选它们，不能贪图便宜，因小失大。

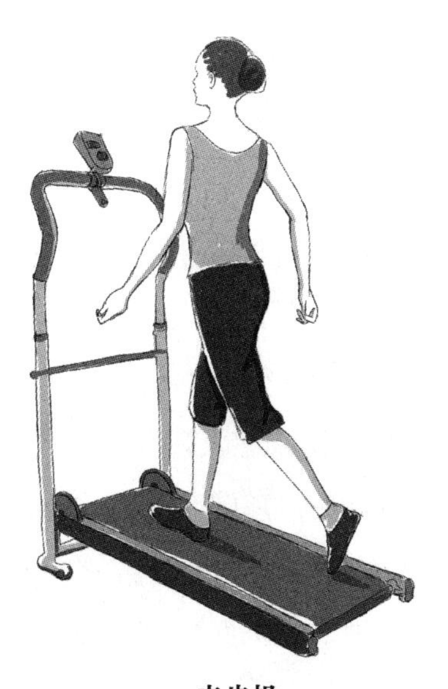

走步机

自制走步路使用经验

【采访档案】

采访时间：2013年11月10日19点05分

采访地点：北京什刹海野鸭岛

采访人物：张老师（女，49岁）

李澍晔：张老师您好，听说您坚持走步已经很久了，还开辟了一条适合自己的走步路。您为什么要自制走步路啊？

张老师： 说起这事， 还得感谢您啊。3年前， 您在《日走一万步》的讲座中提到，我们可以开辟一条属于自己的走步路。于是，我就按照您说的方法，开辟了一条走步路。

李澍晔：真好，具体说一说如何开辟好吗？

张老师：书上说，脚部的神经末梢非常丰富，许多重要的穴位在脚掌。如果有效地按摩、刺激脚掌，能促进血液循环，帮助消化，提高反应能力，对心、肝、肺、胆、胃、膀胱、肾都非常有好处。走步健身时，如果能在鹅卵石上走几分钟、几十分钟，健身效果会更加明显。

李澍晔：的确如此，国外一家从事脚部健康研究的机构认为：长期、有规律地赤脚在鹅卵石上走步健身的人，神经系统比普通人的灵敏度高2倍，心血管疾病发病率比普通人低2倍，睡眠质量普遍良好，消化功能普遍高，几乎没有人患脚疾。您继续说一说。

张老师：平时户外活动时，我们会看到湖边、河边、海边、戈壁一般都有天然的鹅卵石，也有人工铺垫的鹅卵石路，都是上好的材料。如果是在室内，自己要精心准备仿真鹅卵石路。鹅卵石的大小最好一致，直径最好小于2厘米，表面圆滑，产地以西部地区的鹅卵石为佳。走鹅卵石路前，一定要仔细检查鹅卵石里有无玻璃、铁钉、钢筋等坚硬物品，以免扎伤脚掌。检查完毕后，脱鞋、脱袜，充分活动脚踝，放松脚部肌肉，让双脚充分享受阳光的照射，而后自然走上鹅卵石路上，均匀用力，坚持10分钟。开始走时，鹅卵石会挤压脚部肌肉，会让人感到麻木，疼痛难忍，速度可以先慢一点，等适应了以后，再加速行走。

我读的中医书上说，长期持久在鹅卵石上走路，凸凹不平的鹅卵石直接作用于穴位上，刺激经络，活血化瘀，气血通畅，利五脏，促吸收，大大改善人体各器官之间的协调，促进新陈代谢，增加抵抗疾病的能力，延年益寿。特别是对脚部的疾病尤其有效。

李澍晔：真是太好了！在鹅卵石上走步有什么需要注意的事项吗？

张老师：有注意事项。我的体会是在鹅卵石上赤脚走步健身的确有效，但为了身体健康，在下列情况下，不宜赤脚在鹅卵石上走路健身。一是冬天，天气寒冷，鹅卵石冰凉的情况下，不宜赤脚在上面走步，可以穿袜子在上面走，以免脚冻伤，或受风寒，危害身体健康。二是脚部有外伤，脚气严重，或脚部肿胀，有水疱时，不宜在鹅卵石上走步。三是患有严重的心脏病，高血压，或是醉酒后，都不适宜在鹅卵石上走步健身。

走步健身小提示

自制走步路的材料很多，如果选用鹅卵石做材料，对脚掌的穴位刺激较大，走步时要轻柔一些，不能用力过猛。

后记

为了使人们掌握更多有关走步的健身知识，提高走步健身的质量，养成良好的走步健身习惯，科学处理走步健身途中遇到的问题，笔者以讲座“日走一万步”的演讲稿为基础，结合实际案例，以事说理，深入浅出地介绍了走步健身的意义、正确动作要领及注意事项，使人们在轻松阅读中，接受“日走一万步”的健身理念，并积极实践。

囿于我们精力有限，难免挂一漏万，敬请读者批评、指正。

最后，衷心感谢中国轻工业出版社所有为本书出版付出努力的工作人员，尤其是童树春老师。

李澍晔　刘燕华

2014年8月于北京郊区老房子

《吃出最强大脑》

作者：贾竑晓（首都医科大学附属北京安定医院主任医师、研究生导师，北京大学心理系认知神经心理学博士后）

大脑活跃，有良好的注意力、记忆力、决断力，是事业成功、生活幸福的基本保证，而这些又都需要摄取各种营养物质为大脑提供物质基础。因此，营养在一定程度上决定了大脑的效率，决定了人类的成功。

本书从使大脑健康吃什么、使大脑快乐吃什么、提升大脑的记忆力吃什么、防止大脑衰老吃什么、常见脑疾病的饮食注意等角度，给大家提供了一套有用、有趣的指导方案，从饮食角度层层揭示提升记忆力、增强大脑活力、呵护大脑健康的密码。

这是一本可能让你工作效率提升若干倍的书，一本可能让你考试成绩多出几十分的书，一本可能让你养个神童宝宝的书，一本可能让你远离常见脑病的书。

这是中国十几亿男女老少的大脑养护手册，层层揭秘大脑营养真相，找到大脑最好的营养。

记性不好，也许只是因为你没吃对！